爱心帖

专家提示

白领容易得甲亢的原因和预防措施

*遗传,有些病例有家族聚集现象

*摄入碘过高。少食海带等含碘高的食物。

*情绪压抑和长期处于高压状态。应适时自我减压,保持乐观、豁达的态度对待周围的一切。

*饮食不合理。摄入过多高热量的食物,忽视了蔬菜和水果。建议多摄入各种新鲜的果蔬,如胡萝卜、芹菜、木耳、百合、枸杞、山药、芡实、大枣、西瓜、橘子、苹果等。

《专家诊治甲状腺功能亢进症》

挂号费丛书 升级版

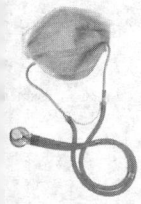

专家诊治
甲状腺功能亢进症

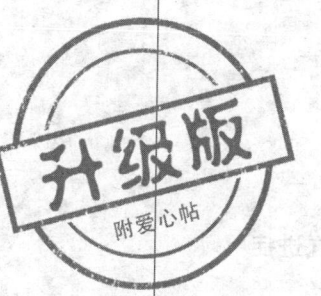

主 编 刘 军
编 者 刘 军 吴跃跃 徐 炯
　　　 盛 励 查 英 王 芳
　　　 陈灶萍 黄新梅 何双涛

升级版
附爱心帖

上海科学技术文献出版社

图书在版编目（CIP）数据

专家诊治甲状腺功能亢进症 / 刘军主编. —上海：上海科学技术文献出版社，2012.3
ISBN 978-7-5439-5188-4

Ⅰ.①专… Ⅱ.①刘… Ⅲ.①甲状腺机能亢进—诊疗 Ⅳ.① R581.1

中国版本图书馆 CIP 数据核字（2011）282519 号

责任编辑：何　蓉
美术编辑：徐　利

专家诊治甲状腺功能亢进症
刘　军　主编
*
上海科学技术文献出版社出版发行
（上海市长乐路746号　邮政编码200040）
全国新华书店经销
昆山市亭林彩印厂有限公司印刷
*
开本 850×1168　1/32　印张 7.625　字数 170 000
2012年3月第1版　2019年12月第3次印刷
ISBN 978-7-5439-5188-4
定价：15.00元
http://www.sstlp.com

挂号费丛书·升级版

总序

随着人们物质文化生活水平的提高，一旦生了病，就不再满足于"看病拿药"了。病人希望了解自己的病是怎么得的？怎么诊断？怎么治疗？怎么预防？当然这也和疾病谱的变化有关。过去，患了大叶性肺炎，打几针青霉素，病就好了。患了夜盲症，吃些鱼肝油丸，也就没事了。至于怎么诊断、治疗，怎么预防，人们并不十分关心。因为病好了，没事了，事过境迁，还管它干嘛呢？可是现代的病不同了，许多的病需要长期治疗，有的甚至需要终生治疗。许多病不只需要打针服药，还需饮食治疗、心理调适。这样，人们自然就需要了解这些疾病的相关知识了。

到哪里去了解？当然应该问医生。可是医生太忙，有时一个上午要看四五十位病人，每看一位病人也就那么五六分钟，哪有时间去和病人充分交谈。病人有困惑而不解，自然对医疗服务不满意，甚至对医嘱的顺从性就差，事实上便影响了疗效。

病人及其家属有了解疾病如何防治的需求，而门诊的医生爱莫能助。这个矛盾如何解决？于是提倡普及医学科学知识，报刊、杂志、广播、电视都常有些介绍，对一般群众增加些防病、治病的知识，当然甚好，但对于患了某病的病人或病人的家属而言，就显得不够了，因为他们有很多很多的问题要问。把与某一疾病相关的知识汇集成册，是一个好主意,病人或家属一册在手,犹如请来了一位家庭医生,随时可以请教。

上海科学技术文献出版社有鉴于此,新出一套"挂号费丛书"。每册之售价约为市级医院普通门诊之挂号费,故以名之。"挂号费丛书"尽选常见病、多发病,聘请相关专家编写该病的来龙去脉、诊断、治疗、护理、预防……凡病人或家属可能之疑问,悉数详尽解述。每册10余万字,包括数百条目,或以问诊方式,一问一答,十分明确;或分章节段落,一事一叙一目了然。而且作者皆是各科专家,病人或家属所需了解之事他们自然十分清楚,所以选题撰稿,必定切合需要。而出版社方面则亦在字体、版式上努力,使之更能适应各阶层、各年龄之读者需要。

所谓珠联璧合,从内容到形式,"挂号费丛书"确有独到之处。我相信病人或家属读了必能释疑解惑,健康的人读了也必有助于防病强身。故在丛书即将出版之时,缀数语于卷首,或谓之序,其实即是叙述我对此丛书之认识,供读者参考而已。不过相信诸位读后,必谓我之所言不谬。

复旦大学附属中山医院内科学教授

上海市科普作家协会理事长

杨秉辉

前言

甲状腺功能亢进症（简称甲亢）是一组甲状腺激素分泌过多，造成机体代谢、循环、消化等系统兴奋性增高和以代谢亢进为主要表现的疾病的总称。随着人们生活的提高和工作节奏加快，近年来甲状腺功能亢进症的发病率逐年上升，而且多发于女性。甲亢的危害性不仅仅在于高代谢的表现，如怕热、多汗、消瘦、食欲亢进；更在于对各个组织器官的损害，如甲亢性心脏病、骨质疏松、肝功能损害、甲亢性恶性突眼、甲亢性周期性麻痹、甲亢性糖尿病等，久拖不治到了疾病的后期可以导致永久性损害。然而甲亢是一种通过各种治疗方法可以治愈的一种疾病。因此，早期发现、早期诊断、早期治疗显得尤为重要。当患上甲亢时，很多患者对甲亢知识（包括饮食、药物治疗、随访、甲亢的并发症等）一无所知。有鉴于此，本书对于甲状腺功能亢进症的基本知识、诊断、治疗及与各个器官的相关性，作了全面的阐述，尽量做到通俗易懂，融知识性、科学性、实用性于一体，让甲亢患者在短时间内了解甲亢知识，选择正确的治疗方法，彻底治愈甲亢。限于时间和水平，难免有疏漏谬误之处，恳请各位读者批评指正。

本书的顺利完成得益于各位专家的辛勤耕耘及默默奉献，感谢他们无私地奉献了长期从事临床工作获得的知识、经验和智慧。

刘 军

挂号费丛书·升级版总序

前言

患了甲状腺功能亢进症可能会有的一些表现

怕热、多汗 ·· 002
出现怕热、多汗一定要检查甲状腺吗 ················ 002
甲状腺功能亢进症患者为什么怕热、多汗 ········· 002
怕热、多汗一定是甲状腺功能亢进症吗 ············· 002

多食 ·· 003
出现多食一定要检查甲状腺吗 ·························· 003
甲状腺功能亢进症患者为什么容易多食 ············· 003
出现多食一定是甲状腺功能亢进症吗 ················ 003

心慌 ·· 004
出现持续心跳加速一定要检查甲状腺吗 ············· 004
甲状腺功能亢进症患者为什么容易心慌 ············· 004
出现心慌需要考虑哪些疾病 ····························· 005

体重下降、消瘦 ··· 005
出现体重下降一定要检查甲状腺吗 ··················· 005
甲状腺功能亢进症患者为什么容易出现体重下降
··· 005
出现体重下降还需要考虑哪些疾病 ··················· 006

眼球突出 ··· 006
眼球突出一定要检查甲状腺吗 ·· 006
甲状腺功能亢进症患者为什么容易出现眼球突出 ············ 006
眼球突出需要考虑哪些疾病 ·· 007

心情烦躁、容易激动 ··· 007
出现心情烦躁和易激动一定要检查甲状腺吗 ··················· 007
为什么甲状腺功能亢进症患者容易心情烦躁和激动
 ··· 007

脖子肿大、变粗 ··· 008
脖子肿大、变粗一定要检查甲状腺吗 ······························· 008
脖子肿大、变粗一定是甲状腺功能亢进症吗 ··················· 008

手抖 ··· 009
出现手抖一定要检查甲状腺吗 ·· 009
甲状腺功能亢进症患者为什么出现手抖 ··························· 009

月经减少、不孕 ··· 009
出现月经减少、不孕要检查甲状腺吗 ······························· 009
女性甲状腺功能亢进症患者为什么会出现月经减少
 ··· 010

腹泻、大便次数增多 ··· 010
出现腹泻、大便次数增多要检查甲状腺吗 ······················· 010
甲状腺功能亢进症患者为什么会出现腹泻、大便次数
 增多 ··· 010

了解一些甲状腺及甲状腺功能亢进症的常识

什么是甲状腺 ………………………………………… 013
甲状腺有什么生理功能 ……………………………… 013
碘在甲状腺中的作用是什么 ………………………… 013
碘供应异常对甲状腺功能有什么影响 ……………… 014
正常甲状腺功能是如何调节的 ……………………… 014
甲状腺动脉供血是怎样的 …………………………… 014
什么是甲状腺功能亢进症 …………………………… 015
甲状腺功能亢进症有哪些类型 ……………………… 015
什么是格雷夫斯病 …………………………………… 016
甲状腺功能亢进症的发病机制是什么 ……………… 016
甲状腺功能亢进症有什么样的症状 ………………… 017
甲状腺功能亢进症有什么样的危害 ………………… 017
什么是青春期甲状腺肿 ……………………………… 017
什么是妊娠期甲状腺肿 ……………………………… 018
什么是甲状腺腺瘤 …………………………………… 018
什么是结节性甲状腺肿 ……………………………… 018
什么是甲状腺囊肿 …………………………………… 018
甲状腺功能亢进症为什么常常伴有其他自身免疫性
  疾病 ………………………………………………… 019
甲状腺功能亢进症患者需要长期休息吗 …………… 019
甲状腺功能亢进症患者可以锻炼身体吗 …………… 019
甲状腺功能亢进症患者锻炼身体时,应注意什么 … 020

诊断甲状腺功能亢进症需要做的一些检查

自我检查 ……………………………………………… 022

如何进行自我检查	022

实验室检查 ·········· 024
什么是总三碘甲状腺原氨酸 ·········· 024
什么是总甲状腺素 ·········· 025
什么是游离三碘甲状腺原氨酸、游离甲状腺素 ·········· 025
什么是促甲状腺激素 ·········· 025
什么是甲状腺过氧化物酶抗体 ·········· 026
什么是甲状腺球蛋白抗体 ·········· 026
什么是甲状腺球蛋白 ·········· 027
什么是促甲状腺激素受体抗体 ·········· 027
甲状腺功能检查包括哪些指标 ·········· 027
甲状腺功能亢进症患者检验指标会有什么样改变 ·········· 028
甲状腺功能亢进症患者为什么一定要做促甲状腺激素
　受体抗体检测 ·········· 028
为什么有的甲状腺功能亢进症患者要检查红细胞沉
　降率 ·········· 029
哪些患者必须做甲状腺功能检查 ·········· 029
为什么甲状腺功能亢进症患者常常伴有其他自身免疫
　性疾病 ·········· 029
为什么有的甲状腺功能亢进症患者会转变为甲状腺功
　能减退症（甲减） ·········· 030
三碘甲状腺原氨酸、甲状腺素升高一定是甲状腺功能
　亢进症吗 ·········· 030

辅助检查 ·········· 031
什么是甲状腺摄碘率 ·········· 031
为什么甲状腺功能亢进症患者一定要做甲状腺摄碘率

检查 ······ 031
什么样的甲状腺功能亢进症患者一定要做甲状腺放射
性核素显像 ······ 032
什么是"热结节" ······ 032
什么是"温结节" ······ 033
什么是"凉结节"、"冷结节" ······ 033
放射性核素检查对人体有伤害吗 ······ 033
为什么甲状腺功能亢进症患者一定要做甲状腺彩色
B超 ······ 033
什么样的B超检查结果提示甲状腺癌 ······ 034
各种甲状腺疾病B超图像分别是怎样的 ······ 034
为什么有的甲状腺结节患者要做甲状腺穿刺 ······ 035
为什么要做甲状腺CT检查 ······ 036
为什么要做甲状腺磁共振成像（MRI）检查 ······ 036

甲状腺功能亢进症的治疗

饮食策略 ······ 038
甲状腺功能亢进症患者饮食上应该注意什么 ······ 038
含碘海产品中含碘量如何 ······ 039
买不到无碘盐怎么办 ······ 039
甲状腺功能亢进症患者什么样的保健品不可以吃
······ 039
甲状腺功能亢进症患者不可以服用哪些中药 ······ 040
甲状腺功能亢进症患者治愈了还需要忌碘饮食吗 ······ 040
甲状腺功能亢进症患者一定要戒烟和戒酒吗 ······ 040
甲状腺功能亢进症患者治疗控制后为什么会体重增加
······ 041

甲状腺功能亢进症患者生活注意事项有哪些 ……… 041
碘盐吃多了是否会引起甲状腺功能亢进症 ………… 042
沿海城市和内陆地区一样需要补碘吗 ……………… 042
体重减轻都是甲状腺功能亢进症吗 ………………… 043
进食海产品会不会影响甲状腺功能检测指标 ……… 043
出现甲状腺肿大就要补食大量的碘吗 ……………… 043
甲状腺功能亢进症患者需补碘吗 …………………… 044

药物治疗 044
什么样甲状腺功能亢进症患者可以选择药物治疗 … 044
甲亢药物有哪些？有什么区别 ……………………… 045
什么样甲状腺功能亢进症患者可选丙硫氧嘧啶 …… 046
什么样甲状腺功能亢进症患者可选甲巯咪唑 ……… 047
抗甲状腺药物有哪些不良反应 ……………………… 047
什么叫白细胞减少症 ………………………………… 048
什么叫粒细胞缺乏症 ………………………………… 048
甲状腺功能亢进症药物如何减量 …………………… 048
有的甲状腺功能亢进症患者药物治疗过程中为什么
　脖子会越来越大 …………………………………… 049
甲状腺功能亢进症药物治疗要多长时间 …………… 049
抗甲状腺药物何时可以停用 ………………………… 050
甲状腺功能亢进症药物治疗治愈率为多少 ………… 050
影响甲状腺功能亢进症患者药物治疗效果的因素有
　哪些 ………………………………………………… 050
妊娠期甲状腺功能亢进症患者抗甲状腺药物的使用
　方法是怎样的 ……………………………………… 051
哺乳期抗甲状腺药物使用方法是怎样的 …………… 051
有肝肾功能不全的患者药物治疗有哪些注意事项 … 051

甲状腺功能亢进症患者为什么要服用β受体阻滞剂
…………………………………………… 052
长期服用抗甲状腺药物对身体有损害吗 …… 052
甲状腺自身免疫性指标与药物疗效有关吗 …… 053
长期服用甲状腺功能亢进症药物的患者应该定期检查
哪些指标 ……………………………………… 053
抗甲状腺药物治疗期间自己如何判断用药量 …… 054
用药物难以控制的甲状腺功能亢进症如何治疗 …… 055
甲状腺功能亢进症药物治疗后复发患者还能用药物
治疗吗 ………………………………………… 055
服药期间出现什么情况应立即去医院就诊 …… 055
甲状腺功能亢进症复发的原因是什么 ………… 056
如何防止甲状腺功能亢进症复发 ……………… 056
哪些甲状腺功能亢进症患者通过药物治疗容易治愈
…………………………………………… 057

甲状腺功能亢进症药物治疗的误区 …………… 058
抗甲状腺药物是一种激素吗 …………………… 058
甲状腺功能亢进症治疗过程中剂量可以一成不变吗 …… 058
甲状腺功能亢进症药物治疗过程中出现甲状腺功能
减退症是否是治疗的失败 ……………………… 059
甲状腺功能亢进症指标正常了就可以停药吗 …… 059
治疗甲状腺功能亢进症药物可以吃吃停停吗 …… 059
抗甲状腺药物治疗过程中为何必须随访肝功能、
血常规 ………………………………………… 060

131碘放射性核素治疗 ……………………………… 060
131碘放射性核素为什么能用于甲状腺功能亢进症

治疗 …………………………………………… 060
什么样的甲状腺功能亢进症患者可以用 ^{131} 碘放射性核素治疗 …………………………………… 061
什么样的甲状腺功能亢进症患者不能做 ^{131} 碘放射性核素治疗 …………………………………… 062
^{131} 碘放射性核素治疗国内外用得多吗 …………… 062
^{131} 碘放射性核素治疗与药物治疗相比有什么优点 … 063
^{131} 碘放射性核素治疗前要注意什么 ……………… 064
^{131} 碘放射性核素治疗前要做哪些检查 …………… 064
^{131} 碘放射性核素治疗近期有什么不良反应 ……… 064
^{131} 碘放射性核素治疗远期有什么不良反应 ……… 065
^{131} 碘放射性核素治疗对其他脏器的影响是什么 … 065
^{131} 碘放射性核素治疗的起效时间如何 …………… 066
影响 ^{131} 碘放射性核素治疗甲状腺功能亢进症的预后因素有哪些 ……………………………………… 066
^{131} 碘放射性核素治疗后生活上要注意什么 ……… 067
^{131} 碘放射性核素治疗后如何随访 ………………… 068
^{131} 碘放射性核素治疗后出现什么情况应立即去医院 …………………………………………………… 068
^{131} 碘放射性核素治疗后多久可以怀孕 …………… 068
^{131} 碘放射性核素治疗甲状腺功能亢进症合并甲状腺过氧化物酶抗体和甲状腺球蛋白抗体阳性的患者更易患甲状腺功能减退症吗 ……………………… 068
甲状腺功能亢进症合并突眼的患者可以用 ^{131} 碘放射性核素治疗吗 …………………………………… 069
甲状腺功能亢进症合并肝功能不全的患者可以用 ^{131} 碘放射性核素治疗吗 ………………………… 069
甲状腺功能亢进症合并肾功能不全的患者可以用 ^{131} 碘

放射性核素治疗吗 …………………………… 070
甲状腺功能亢进症合并白细胞降低的患者可以用^{131}碘
放射性核素治疗吗 …………………………… 070
甲状腺功能亢进症合并心脏功能不全的患者可以做
^{131}碘放射性核素治疗吗 ……………………… 071
甲状腺功能亢进症合并周期性麻痹的患者可以做^{131}碘
放射性核素治疗吗 …………………………… 071
^{131}碘放射性核素治疗后复发率高吗 …………… 072
^{131}碘放射性核素治疗是否会引起遗传性损害 … 072
^{131}碘放射性核素治疗后甲状腺癌发生率会增加吗 … 072
^{131}碘放射性核素治疗后是否增加白血病的发病率 … 073
^{131}碘放射性核素治疗甲状腺功能亢进症会影响患者的
下一代吗 ……………………………………… 073
^{131}碘放射性核素治疗甲状腺功能亢进症后会发生甲状
腺功能减退症吗 ……………………………… 073

手术治疗 ………………………………………… 074
哪些甲状腺功能亢进症患者可以做甲状腺手术治疗
………………………………………………… 074
哪些甲状腺功能亢进症患者不宜手术治疗 ……… 075
甲状腺功能亢进症患者应该达到什么条件才可以手术
………………………………………………… 075
什么是甲状腺腔镜治疗 …………………………… 076
哪些甲状腺功能亢进症患者可以用腔镜治疗 …… 076
腔镜治疗甲状腺功能亢进症的方法如何 ………… 076
甲状腺手术治疗、^{131}碘放射性核素治疗和药物治疗各
有什么优缺点 ………………………………… 077
甲状腺功能亢进症患者手术前要做何准备 ……… 078

甲状腺功能亢进症患者手术治疗有哪些并发症 …… 078
甲状腺功能亢进症患者手术后出现抽搐如何处理
　………………………………………………………… 080
甲状腺功能亢进症患者手术治疗如何避免发生甲状旁
　腺功能减退 ……………………………………… 080
甲状腺功能亢进症患者甲状腺手术后出现声音嘶哑
　如何处理 ………………………………………… 081
如何避免甲状腺手术中损伤喉返神经 …………… 081
甲状腺功能亢进症患者甲状腺手术后出现甲状腺功能
　减退的比例高吗 ………………………………… 082
甲状腺功能亢进症患者手术治疗成功的关键是什么
　………………………………………………………… 082
甲状腺功能亢进症患者手术治疗后如何随访 …… 083
甲状腺功能亢进症患者同时患有其他疾病需要手术
　时如何处理 ……………………………………… 083
甲状腺功能亢进症患者甲状腺手术治疗误区是什么
　………………………………………………………… 084
甲状腺功能亢进症患者术后怎样进行家庭护理 … 084

甲状腺栓塞治疗 …………………………………… 085
什么是甲状腺栓塞治疗 …………………………… 085
哪些甲状腺功能亢进症患者可以进行甲状腺栓塞治疗
　………………………………………………………… 086
什么样的甲状腺功能亢进症患者不能进行甲状腺栓塞
　治疗 ……………………………………………… 086
甲状腺栓塞治疗的方法如何 ……………………… 087
甲状腺栓塞治疗有哪些并发症 …………………… 087

甲状腺功能亢进症对其他脏器功能的影响

甲状腺危象 …………………………………… 089
什么是甲状腺危象 ………………………………… 089
甲状腺危象发病机制是什么 ……………………… 089
甲状腺危象有哪些临床表现 ……………………… 090
甲状腺危象怎样诊断 ……………………………… 090
甲状腺危象怎样治疗 ……………………………… 091
甲状腺危象的预后怎样 …………………………… 093

甲状腺功能亢进症与肝脏 …………………… 093
甲状腺功能亢进症患者出现肝脏损害多吗 …… 093
甲状腺功能亢进症患者出现肝脏损害的临床表现是
　什么 …………………………………………… 094
甲状腺功能亢进症为什么容易引起肝脏损害 …… 094
甲状腺功能亢进症出现肝脏损害可以服药吗 …… 095
甲状腺功能亢进症合并黄疸怎样进行内科治疗 … 095
哪样甲状腺功能亢进症合并肝脏损害患者一定要进行
　^{131}碘放射性核素治疗 ……………………… 096
甲状腺功能亢进症药物治疗过程中出现肝脏损害如何
　治疗 …………………………………………… 096

甲状腺功能亢进症与心脏病 ………………… 097
甲状腺功能亢进症患者对心脏有什么影响 …… 097
甲状腺功能亢进性心脏病的发生机制是什么 …… 098
甲状腺功能亢进性心脏病的诊断标准是什么 …… 098
甲状腺功能亢进性心脏病可以治愈吗 …………… 098

甲状腺功能亢进症伴有心功能不全如何治疗 ……… 099
甲状腺功能亢进症伴心功能不全的患者可以进行手术
　治疗吗 ……………………………………………… 099
影响^{131}碘放射性核素治疗甲亢性心脏病疗效的因素是
　什么 ………………………………………………… 100
甲亢性心脏病患者生活上有哪些注意事项 ………… 100
为什么妊娠期甲亢性心脏病更危险 ………………… 101
为什么甲状腺功能亢进症患者容易误诊为心脏病 … 101
如何避免甲状腺功能亢进症误诊为心脏病 ………… 102
甲状腺功能亢进性心脏病的预后怎样 ……………… 102

甲状腺功能亢进症与血液系统 ……………… 103

甲状腺功能亢进症对血液系统有什么影响 ………… 103
抗甲状腺药物引起白细胞减少多吗 ………………… 103
甲状腺功能亢进症为什么会引起白细胞降低 ……… 103
甲状腺功能亢进症患者白细胞减少的症状有哪些 … 104
甲状腺功能亢进症患者出现白细胞降低如何处理 … 104
甲状腺功能亢进症患者出现白细胞降低还能继续服用
　抗甲状腺药物吗 …………………………………… 105
甲状腺功能亢进症患者出现白细胞降低可以手术
　治疗吗 ……………………………………………… 105
甲状腺功能亢进症患者出现发热、咽痛一定要立即去
　医院检查吗 ………………………………………… 105
甲状腺功能亢进症患者为什么会有贫血和血小板减少
　……………………………………………………… 106
甲状腺功能亢进症患者贫血和血小板减少如何治疗
　……………………………………………………… 106

甲状腺功能亢进症与眼病 ……… 107
什么是甲状腺功能亢进性突眼 ……… 107
甲状腺功能亢进性突眼的分类有哪些 ……… 107
甲状腺功能亢进症为什么会引起突眼 ……… 107
为什么有些甲状腺功能正常的人也会有突眼 ……… 108
发生甲状腺功能亢进性突眼的危险因素有哪些 ……… 108
甲状腺功能亢进症严重性与突眼成正比吗 ……… 108
甲状腺功能亢进性突眼的临床表现有哪些 ……… 109
甲状腺功能亢进性突眼有哪些治疗方法 ……… 109
为什么甲状腺功能亢进症药物治疗过头会加重突眼 ……… 110
甲状腺功能亢进性突眼患者可以用^{131}碘放射性核素治疗吗 ……… 110
甲状腺功能亢进性突眼患者可以行甲状腺手术吗 ……… 111
甲状腺功能亢进性突眼患者生活上要注意什么 ……… 111
甲亢眼病患者为什么应少看电视和电脑 ……… 111
甲状腺功能亢进性眼病放射治疗的方法是怎样的 ……… 112
甲状腺功能亢进性眼病放射治疗的效果怎样 ……… 112
甲状腺功能亢进性眼病放射治疗的并发症有哪些 ……… 113

甲状腺功能亢进症与肌肉 ……… 113
甲状腺功能亢进症患者出现肢体不能动弹需要考虑哪些疾病 ……… 113
什么是甲状腺功能亢进症周期性麻痹 ……… 114
甲状腺功能亢进症周期性麻痹的流行病学情况如何 ……… 114
甲状腺功能亢进症周期性麻痹的临床特点是什么 ……… 114
甲状腺功能亢进症周期性麻痹发病机制怎样 ……… 115
甲状腺功能亢进症周期性麻痹的诊断是什么 ……… 115

甲状腺功能亢进症周期性麻痹患者首选什么治疗 …… *116*

甲状腺功能亢进症周期性麻痹患者生活上要注意些
什么 …………………………………………… *116*

什么是甲状腺功能亢进症肌病 ………………… *117*

甲状腺功能亢进症急性肌病的诊断标准是什么 …… *117*

甲状腺功能亢进症急性肌病的临床表现是什么 …… *117*

甲状腺功能亢进症急性肌病的临床检查有哪些异常
表现 …………………………………………… *118*

甲状腺功能亢进症急性肌病治疗方法是什么 …… *118*

甲状腺功能亢进症慢性肌病的诊断标准是什么 …… *118*

甲状腺功能亢进症慢性肌病的发病机制是什么 …… *119*

甲状腺功能亢进症慢性肌病的临床表现是什么 …… *119*

甲状腺功能亢进症慢性肌病的临床检查有哪些异常
表现 …………………………………………… *119*

甲状腺功能亢进症慢性肌病有哪些治疗方法 …… *120*

甲状腺功能亢进症合并重症肌无力的诊断标准是
什么 …………………………………………… *120*

甲状腺功能亢进症合并重症肌无力的发病机制是
什么 …………………………………………… *120*

甲状腺功能亢进症合并重症肌无力的临床表现是
什么 …………………………………………… *121*

甲状腺功能亢进症合并重症肌无力的临床检查有
哪些异常表现 ………………………………… *121*

甲状腺功能亢进症合并重症肌无力有哪些治疗方法
………………………………………………… *121*

甲状腺功能亢进症与性功能 *122*

甲状腺功能亢进症会引起性功能障碍吗 *122*

为什么甲状腺功能亢进症患者会出现性功能障碍 …… 122
甲状腺功能亢进症引起性功能障碍如何治疗 …… 123
甲状腺功能亢进症会导致月经减少吗 …… 123

甲状腺功能亢进症与乳腺发育 …… 123
甲状腺功能亢进症患者会出现乳腺发育吗 …… 123
为什么有的甲状腺功能亢进症男性患者会出现乳腺
　发育 …… 124
甲状腺功能亢进症患者出现乳腺发育如何治疗 …… 124

甲状腺功能亢进症与骨质疏松 …… 124
甲状腺功能亢进症患者为什么会容易发生骨质疏松
　…… 124
甲状腺功能亢进症患者出现骨质疏松症如何治疗 …… 125

甲状腺功能亢进症与糖尿病 …… 126
甲状腺功能亢进症合并糖尿病多吗 …… 126
甲状腺功能亢进症患者为什么容易患糖尿病 …… 126
甲状腺功能亢进症患者合并糖尿病怎样分类 …… 127
甲状腺功能亢进症合并糖尿病的临床表现是什么 …… 127
甲状腺功能亢进症合并糖尿病饮食上要注意什么 …… 128
甲状腺功能亢进症合并糖尿病哪个治疗更重要 …… 128
甲状腺功能亢进症合并糖尿病患者甲状腺功能亢
　进症的治疗方法有哪些 …… 128
甲状腺功能亢进症合并糖尿病患者糖尿病的治疗
　方法有哪些 …… 129
甲状腺功能亢进症合并糖尿病的预后怎样 …… 130
糖尿病患者什么情况应该考虑同时患有甲状腺功能

亢进症 …… 130
如何筛查甲状腺功能亢进症合并糖尿病的存在 …… 131

甲状腺功能亢进症与精神障碍 …… 131
甲状腺功能亢进症患者会出现哪些精神障碍 …… 131
甲状腺功能亢进症患者有精神障碍多吗 …… 132
甲状腺功能亢进症患者为什么会有精神障碍 …… 132
甲状腺功能亢进症患者出现精神障碍如何治疗 …… 133
甲状腺功能亢进症出现精神障碍应该如何护理 …… 133
为什么精神受到刺激容易诱发甲状腺功能亢进症 …… 133
甲状腺功能亢进症容易误诊为绝经期综合征吗 …… 134

甲状腺功能亢进症与皮肤病变 …… 134
甲状腺功能亢进症患者皮肤为什么会偏黑 …… 134
甲状腺功能亢进症患者皮肤偏黑需要治疗吗 …… 135
抗甲状腺药物导致皮肤瘙痒多吗 …… 135
甲状腺功能亢进症患者为什么容易出现皮肤瘙痒 …… 135
甲状腺功能亢进症患者出现皮肤瘙痒需要停药吗 …… 136
甲状腺功能亢进症患者出现什么样的皮肤改变需要
　停用抗甲状腺药物 …… 136
什么是胫前黏液性水肿 …… 136
胫前黏液性水肿的发病机制是什么 …… 136
甲状腺功能亢进症胫前黏液性水肿的临床表现是什么
　…… 137
胫前黏液性水肿有哪些治疗方法 …… 137
甲状腺功能亢进症患者为什么会脱发 …… 137
甲状腺功能亢进症患者脱发如何处理 …… 138
甲状腺功能亢进症为什么可能合并红斑狼疮 …… 139

甲状腺功能亢进症与消化系统 ……………… 140
甲状腺功能亢进症患者大便次数增多者多吗 …… 140
甲状腺功能亢进症患者为什么容易出现大便次数增多
………………………………………………… 140
甲状腺功能亢进症患者出现大便次数改变如何治疗
………………………………………………… 140
老年人出现大便次数增多一定要排除甲状腺功能亢
进症吗 ………………………………………… 141

甲状腺功能亢进症与血脂 ……………………… 141
甲状腺功能亢进症患者血脂常常出现什么变化 … 141
甲状腺功能亢进症患者为什么会出现血脂降低 … 142
甲状腺功能亢进症患者血脂降低如何治疗 ……… 142

特殊人群和特殊类型的甲状腺功能亢进症

新生儿和儿童甲状腺功能亢进症 ……………… 144
新生儿为什么也会发生甲状腺功能亢进症 ……… 144
新生儿甲状腺功能亢进症有几种类型 …………… 144
新生儿甲状腺功能亢进症的有什么危害 ………… 145
新生儿甲状腺功能亢进症如何治疗 ……………… 145
新生儿甲状腺功能亢进症如何随访 ……………… 146
新生儿甲状腺功能亢进症如何护理 ……………… 146
儿童甲状腺功能亢进症与成人甲状腺功能亢进症有
什么区别 ……………………………………… 147
儿童甲亢有哪些药物治疗方法 …………………… 148
儿童甲状腺功能亢进症药物治疗时间多长为宜 … 148
儿童甲状腺功能亢进症可以用^{131}碘放射性核素

治疗吗 …………………………………… *149*
儿童甲状腺功能亢进症用^{131}碘放射性核素治疗与成人
　有何不同 ………………………………… *149*
儿童甲状腺功能亢进症用^{131}碘放射性核素治疗对
　突眼征的影响是什么 …………………… *150*
儿童甲状腺功能亢进症用^{131}碘放射性核素治疗后的
　注意事项是什么 ………………………… *150*
哪些儿童甲状腺功能亢进症患者可以手术治疗 *151*
儿童甲状腺功能亢进症手术治疗的疗效怎样 … *151*
儿童甲状腺功能亢进症会影响生长发育吗 …… *152*
儿童甲状腺功能亢进症容易复发吗 …………… *152*
儿童甲状腺功能亢进症需要休学吗 …………… *153*
儿童甲状腺功能亢进症如何护理 ……………… *153*

老年性甲状腺功能亢进症 ………………… *154*
什么是老年性甲状腺功能亢进症 ……………… *154*
老年性甲状腺功能亢进症的流行情况怎样 …… *154*
老年性甲状腺功能亢进症的临床表现是什么 … *154*
为什么老年性甲状腺功能亢进症容易误诊 …… *155*
老年性甲状腺功能亢进症心脏病的特点是什么 … *155*
老年性甲状腺功能亢进症能否用^{131}碘放射性核素治疗
　………………………………………………… *156*
老年性甲状腺功能亢进症用抗甲状腺药物治疗的注意
　事项是什么 ……………………………… *157*
老年性甲状腺功能亢进症手术治疗的适应证是什么
　………………………………………………… *157*
老年性甲状腺功能亢进症怎样进行饮食调理 … *157*
哪些情况应该考虑患有老年性甲状腺功能亢进症 … *158*

妊娠期甲状腺功能亢进症 ········· 159
什么是妊娠期甲状腺功能亢进症 ········· 159
妊娠期甲状腺功能亢进症的诊断标准是什么 ········· 159
妊娠期甲状腺功能亢进症的病因是什么 ········· 160
妊娠合并甲状腺功能亢进症怎样分型 ········· 160
妊娠期甲状腺功能亢进症多吗 ········· 160
妊娠期甲状腺功能亢进症对胎儿有什么影响 ········· 161
妊娠期甲状腺功能亢进症对孕妇有什么影响 ········· 161
为什么妊娠甲状腺功能亢进症容易误诊 ········· 161
妊娠期甲状腺功能亢进症患者首选什么药物 ········· 162
妊娠期甲状腺功能亢进症患者抗甲状腺药物如何减量 ········· 162
妊娠期甲状腺功能亢进症是否要用β受体阻滞剂 ········· 163
妊娠期甲状腺功能亢进症患者是否要用甲状腺素片 ········· 163
妊娠期甲状腺功能亢进症患者的检测指标是什么 ········· 164
对妊娠期甲状腺功能亢进症患者如何进行监测 ········· 164
妊娠期甲状腺功能亢进症可以手术治疗吗 ········· 165
妊娠期甲状腺功能亢进症可以用^{131}碘放射性核素治疗吗 ········· 165
甲状腺功能亢进症妇女可以怀孕吗 ········· 166
什么是人绒毛膜促性腺激素相关性甲状腺功能亢进症 ········· 166
如何鉴别人绒毛膜促性腺激素相关性甲状腺功能亢进症和妊娠甲状腺功能亢进症 ········· 167
服用抗甲状腺药物的甲状腺功能亢进症妇女什么时候可以怀孕 ········· 167
为什么怀孕期间甲状腺功能亢进症会自行缓解 ········· 168

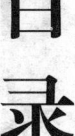

妊娠甲状腺功能亢进症患者分娩时注意事项是什么 …………………………………………………… 168
产后还要服用抗甲状腺药物吗 …………… 168
甲状腺功能亢进症患者产后服药的情况下可以哺乳吗 …………………………………………………… 169
甲状腺功能亢进症患者如何进行产后护理 …… 169
妊娠期甲状腺功能亢进症患者产后何时随访甲状腺指标 …………………………………………………… 170
甲状腺功能亢进症会遗传吗 ……………… 170
甲状腺功能亢进症妇女一定要查促甲状腺激素受体抗体吗 …………………………………………………… 171
为什么有的正常孕妇也会有三碘甲状腺原氨酸和甲状腺素升高 …………………………………………… 172
妊娠期间出现恶心呕吐一定要查甲状腺功能吗 …… 172
妊娠期间出现三碘甲状腺原氨酸、甲状腺素升高,促甲状腺激素降低一定是甲亢吗 …………………… 173
甲状腺功能亢进症[131]碘放射性核素治疗后对怀孕有影响吗 ………………………………………………… 173
[131]碘放射性核素治疗失败,但是希望怀孕如何处理 …………………………………………………… 174
[131]碘放射性核素治疗引起甲状腺功能减退,对妊娠有影响吗 ……………………………………………… 174
哪些孕妇应该怀疑妊娠合并甲状腺功能亢进症 …… 175
甲状腺功能亢进症患者准备妊娠需要做哪些准备 … 176
妊娠期甲状腺功能亢进症患者分娩方式应怎样选择 …………………………………………………… 176
为什么要仔细观察甲状腺功能亢进症孕妇的新生儿 …………………………………………………… 176

妊娠期甲状腺功能亢进症患者预后怎样 …… 177

亚临床型甲状腺功能亢进症（甲亢） 177
什么是亚临床型甲状腺功能亢进症 …… 177
亚临床型甲状腺功能亢进症怎样分型 …… 178
亚临床型甲状腺功能亢进症对身体有什么危害 …… 178
甲状腺腺瘤引起的亚临床型甲状腺功能亢进症首选
　什么治疗 …… 179
结节性甲状腺肿引起的亚临床型甲状腺功能亢进症
　首选什么治疗 …… 179
亚急性甲状腺炎引起的亚临床型甲状腺功能亢进症
　首选什么治疗 …… 179
产后甲状腺炎引起的亚临床型甲状腺功能亢进症首选
　什么治疗 …… 179

垂体性甲状腺功能亢进症 …… 180
什么是垂体性甲状腺功能亢进症 …… 180
垂体性甲状腺功能亢进症有什么特点 …… 181
什么样的甲亢患者应该考虑垂体性甲状腺功能亢进症
　…… 182
垂体性甲状腺功能亢进症的治疗方法有哪些 …… 182

卵巢甲状腺肿 …… 183
什么是卵巢甲状腺肿伴功能亢进 …… 183
为什么卵巢甲状腺肿患者可以发生甲状腺功能亢进症
　…… 184
卵巢甲状腺肿的临床特点是什么 …… 184
卵巢甲状腺肿伴有甲状腺功能亢进症有哪些治疗

方法 ································· 185
卵巢甲状腺肿伴有甲状腺功能亢进症如何随访 ····· 185
哪些甲状腺功能亢进症患者要考虑卵巢甲状腺肿
 ································· 185

药物性甲状腺功能亢进症 ················· 186
什么是药物性甲状腺功能亢进症 ············· 186
哪些药物可以引起甲状腺功能亢进症 ·········· 186
药物引起的甲状腺功能亢进症如何处理 ········· 187

甲状腺炎 ····························· 188
甲状腺炎分哪几类 ······················ 188
为什么甲状腺炎会引起甲状腺功能亢进症一样的症状
 ································· 189
什么是亚急性甲状腺炎 ··················· 189
怎么会发生亚急性甲状腺炎 ················ 189
亚急性甲状腺炎的临床表现是什么 ············ 190
亚急性甲状腺炎如何诊断 ················· 190
亚急性甲状腺炎如何治疗 ················· 191
亚急性甲状腺炎预后如何 ················· 191
哪些情况需要考虑亚急性甲状腺炎 ············ 192
什么是无痛性甲状腺炎 ··················· 192
为什么会发生无痛性甲状腺炎 ··············· 193
无痛性甲状腺炎的临床表现有哪些 ············ 193
无痛性甲状腺炎如何诊断 ················· 194
无痛性甲状腺炎如何治疗 ················· 194
无痛性甲状腺炎预后如何 ················· 195
什么是产后甲状腺炎 ···················· 195

为什么会发生产后甲状腺炎 ⋯⋯⋯⋯⋯⋯⋯⋯⋯⋯ *195*
什么样的孕妇容易发生产后甲状腺炎 ⋯⋯⋯⋯⋯ *196*
产后甲状腺炎的临床表现怎样 ⋯⋯⋯⋯⋯⋯⋯⋯ *196*
产后甲状腺炎甲亢期如何与产后格雷夫斯病鉴别 ⋯⋯ *197*
产后甲状腺炎如何诊断 ⋯⋯⋯⋯⋯⋯⋯⋯⋯⋯⋯ *197*
产后甲状腺炎如何治疗 ⋯⋯⋯⋯⋯⋯⋯⋯⋯⋯⋯ *198*
产后甲状腺炎预后怎样 ⋯⋯⋯⋯⋯⋯⋯⋯⋯⋯⋯ *198*
什么是桥本甲状腺炎 ⋯⋯⋯⋯⋯⋯⋯⋯⋯⋯⋯⋯ *198*
什么是桥本甲状腺功能亢进症 ⋯⋯⋯⋯⋯⋯⋯⋯ *199*
桥本甲状腺功能亢进症与原发性甲状腺功能亢进症
  如何鉴别 ⋯⋯⋯⋯⋯⋯⋯⋯⋯⋯⋯⋯⋯⋯⋯⋯ *199*
桥本甲状腺炎的发病机制是什么 ⋯⋯⋯⋯⋯⋯⋯ *200*
桥本甲状腺炎的临床表现是什么 ⋯⋯⋯⋯⋯⋯⋯ *200*
桥本甲状腺炎怎么治疗 ⋯⋯⋯⋯⋯⋯⋯⋯⋯⋯⋯ *201*
桥本甲状腺炎的预后怎样 ⋯⋯⋯⋯⋯⋯⋯⋯⋯⋯ *202*

甲状腺瘤引起的甲状腺功能亢进症 ⋯⋯⋯⋯⋯⋯ *202*
什么是高功能腺瘤 ⋯⋯⋯⋯⋯⋯⋯⋯⋯⋯⋯⋯⋯ *202*
什么是无功能腺瘤 ⋯⋯⋯⋯⋯⋯⋯⋯⋯⋯⋯⋯⋯ *202*
发现甲状腺高功能腺瘤一定要手术吗 ⋯⋯⋯⋯⋯ *203*
无功能甲状腺腺瘤如何随访 ⋯⋯⋯⋯⋯⋯⋯⋯⋯ *203*
无功能甲状腺腺瘤有哪些治疗方法 ⋯⋯⋯⋯⋯⋯ *203*

甲状腺癌引起的甲状腺功能亢进症 ⋯⋯⋯⋯⋯⋯ *204*
甲状腺癌发病率如何 ⋯⋯⋯⋯⋯⋯⋯⋯⋯⋯⋯⋯ *204*
甲状腺癌有哪几种 ⋯⋯⋯⋯⋯⋯⋯⋯⋯⋯⋯⋯⋯ *204*
有甲状腺功能亢进症一定不会得甲状腺癌吗 ⋯⋯ *204*
哪些情况应该考虑甲状腺癌 ⋯⋯⋯⋯⋯⋯⋯⋯⋯ *205*

甲状腺癌有哪些治疗方法 …………………………… 205
甲状腺癌甲状腺激素抑制治疗的不良反应是什么 …… 206
哪些甲状腺癌需要外照射治疗 ………………………… 206
哪些甲状腺癌需要化疗 ………………………………… 207
甲状腺癌手术后如何随访 ……………………………… 207
甲状腺癌的预后怎样 …………………………………… 207
妊娠期发现甲状腺癌如何处理 ………………………… 208

甲状腺结节引起的甲状腺功能亢进症 ……………… 208
为什么结节性甲状腺肿会引起甲状腺毒症 …………… 208
结节性甲状腺肿引起的甲状腺毒症如何治疗 ………… 209
甲状腺结节伴甲状腺功能亢进症一定要手术吗 ……… 209
甲状腺结节伴甲状腺功能亢进症手术方法有哪些 …… 210

挂号费丛书·升级版总书目

患了甲状腺功能亢进症

可能会有的

一些表现

姓名 Name _____ 性别 Sex _____ 年龄 Age _____
住址 Address _____
电话 Tel _____
住院号 Hospitalization Number _____
X 光号 X-ray Number _____
CT 或 MRI 号 CT or MRI Number _____
药物过敏史 History of Drug Allergy _____

怕热、多汗

出现怕热、多汗一定要检查甲状腺吗

多汗是甲状腺功能亢进症(甲亢)常见的症状之一,主要表现为全身性多汗,在夏天特别明显。所以出现怕热、多汗,就应该及时检查有无甲亢的发生。

甲状腺功能亢进症患者为什么怕热、多汗

甲状腺功能亢进症(甲亢)患者甲状腺激素分泌过多,加速机体细胞内氧化,使耗氧量和产热量增多,基础代谢率增加,甚至增加100%。故甲亢患者常常出现怕热、多汗。

怕热、多汗一定是甲状腺功能亢进症吗

多汗除了甲状腺功能亢进症(甲亢)以外还有其他疾病也可以出现,如低血糖、更年期综合征、嗜铬细胞瘤、结核病、心力衰竭、糖尿病等。但是这些疾病常常有其他相应的症状。比如低血糖,还会有饥饿感、手抖、心慌,甚至昏迷;嗜铬细胞瘤,常常伴有头痛、高血压;结核病,常常有食欲下降、低热、咳嗽、咯血等。

多食

出现多食一定要检查甲状腺吗

多食也是甲状腺功能亢进症（甲亢）常见的症状之一，尤其是同时伴有心慌、怕热，那患甲亢的可能性是非常大了。

甲状腺功能亢进症患者为什么容易多食

甲状腺功能亢进症（甲亢）患者由于代谢亢进，消耗增多，所以常常会出现易饥饿，多食症状，尽管吃得很多，但是体重在下降。

出现多食一定是甲状腺功能亢进症吗

除了甲状腺功能亢进症（甲亢）还有其他的原因同样可以出现多食，如糖尿病、垂体功能不全、下丘脑疾病、低血糖等，因此，出现多食应该及时到医院仔细鉴别发病的病因。

心慌

出现持续心跳加速一定要检查甲状腺吗

临床上一些甲状腺功能亢进症（甲亢）患者，会感觉到"稍一活动，心脏就咚咚跳得厉害"，甚至有些患者说"躺在床上，心脏也会咚咚直跳，简直无法入睡"，这就是临床所说的"心慌"、"心悸"。甲亢容易伴发心慌、心悸的主要原因是由于基础代谢率增高，心动过速，心肌负担过重，需氧量增加使心脏缺氧，明显产生心慌、心悸，缺血性的心电图改变。据文献报道，甲亢性心脏病发生的心绞痛占12%～16%，服亚硝酸类药物可缓解，因为它是相对冠状动脉供血不足或肺动脉扩张刺激纵隔引起，故疼痛并不很剧烈，但亦可以是甲亢增加了原有冠状动脉粥样硬化的心脏负荷所致，这两种疼痛常在甲亢治愈后消失。由此可见，出现持续心跳过速、心慌、心悸，一定要排除甲亢。

甲状腺功能亢进症患者为什么容易心慌

心脏是甲状腺激素作用的重要靶器官，心血管异常表现是甲状腺功能亢进症（甲亢）的常见症状之一。甲亢是由于甲状腺分泌过多甲状腺激素。甲状腺激素通过增强腺苷酸环化酶活性，使心肌细胞不应期缩短，同时加强心肌收缩力，还通过扩张外周循环降低全身血管阻力，微循环血量增加,有效动脉中血容量下降,使得甲亢出现心率加快,心动过速,患者有心慌的感觉。

∽ 出现心慌需要考虑哪些疾病 ∾

除了甲状腺功能亢进症(甲亢)之外还有很多原因可以出现心慌,如各种原因心脏病、贫血、肾上腺嗜铬细胞瘤等。但是甲亢患者心慌,常常伴有多食、怕热、消瘦、疲劳、大便次数增多。

体重下降、消瘦

∽ 出现体重下降一定要检查甲状腺吗 ∾

甲状腺功能亢进症(甲亢)患者在高甲状腺激素的情况下,由于体内蛋白质的分解代谢,导致肌肉等软组织消耗过多,从而引起消瘦、体重下降。因此,出现体重下降,尤其伴有怕热、出汗、心慌的患者,应该及时检查甲状腺功能。

∽ 甲状腺功能亢进症患者
为什么容易出现体重下降 ∾

正常生理情况下,甲状腺激素可促进蛋白质的合成。但甲状腺激素分泌过多时,蛋白质分解加速、排泄增加,呈负氮平衡,特别是骨骼肌的蛋白质大量分解,患者因肌肉组织消耗,常感疲乏无力。同时甲状腺激素加速机体细胞内氧化速率。使氧耗和产能均增加，散热也加速以及肠蠕动加快、营养吸收不足，因此甲状腺功能亢进症（甲亢）患者常常出现体重下降等症状。

出现体重下降还需要考虑哪些疾病

体重下降不一定都是甲状腺功能亢进症，其他很多疾病也可以出现体重下降，如糖尿病、肿瘤、结核、胃肠道吸收不良等。所以，患者出现体重下降时，需要仔细鉴别方可明确诊断。

眼球突出

眼球突出一定要检查甲状腺吗

甲状腺功能亢进症（甲亢）患者中有20%～30%出现突眼，但这种突眼与甲亢病情轻重无相关性，与病程也无相关性。甲亢严重时，突眼不一定严重；甲亢控制后，突眼不一定就缓解。突眼发生的时间是不可预计的，可发生于甲亢前，也可与甲亢同时发生，也可以发生于甲亢后，甚至可在甲亢控制后数年才发生。突眼可双眼同时发病，也可仅一侧发病。因此出现突眼，一定要检查甲状腺功能。

甲状腺功能亢进症患者为什么容易出现眼球突出

甲状腺功能亢进症（甲亢）患者出现突眼主要与免疫功

能紊乱有关。研究已经证明大量的淋巴细胞浸润眼睛肌肉组织和脂肪组织，导致细胞水肿、肥大；同时成纤维细胞增生，引起透明质酸形成，从而导致甲亢患者眼病的发生。

眼球突出需要考虑哪些疾病

眼球突出还可见于眼球后肿瘤、血管畸形等疾病，所以仅仅出现眼球突出的患者，要非常谨慎诊断甲状腺功能亢进症（甲亢）。

心情烦躁、容易激动

出现心情烦躁和易激动一定要检查甲状腺吗

甲状腺功能亢进症（甲亢）时由于神经兴奋性增高，所以常常容易激动、失眠、多梦、言语行动匆促、四肢震颤、反射活跃。因此，出现易激动、兴奋的患者应该及时检查甲状腺功能。

为什么甲状腺功能亢进症患者容易心情烦躁和激动

甲状腺功能亢进症（甲亢）患者由于甲状腺激素合成过多，交感神经产物——儿茶酚胺产生过多或过强反应，从而导致容易手抖、容易激动，让人总是觉得不太容易"相处"。

脖子肿大、变粗

脖子肿大、变粗一定要检查甲状腺吗

甲状腺功能亢进症(甲亢)患者常常会出现脖子肿大,如果同时合并以下一项或几项表现,更应该早期筛查甲状腺功能、促甲状腺激素受体抗体(TRAb)和甲状腺摄碘试验。① 是否有手舌颤抖、眼球突出;② 是否吃得多,但还总是觉得饿,并且越来越瘦;③ 是否浑身疲乏无力,干什么都觉得累,经常出汗;④ 是否心悸、胸闷、神经过敏、动不动就发火;⑤ 女性是否月经减少或闭经;男性是否有阳痿等。

脖子肿大、变粗一定是甲状腺功能亢进症吗

有的人看到脖子肿大就认为是甲状腺功能亢进症(甲亢),其实甲状腺肿大不一定是甲亢,甲状腺肿大还有可能为甲状腺肿瘤、甲状腺炎、甲状腺功能减退症、缺碘导致的代偿性甲状腺肿大。同时也要注意肿块增大速度。一般而言,甲状腺良性肿瘤和分化比较好的甲状腺癌增长速度慢,病史长达5年以上者不在少数,预后较好;分化差的癌发展迅速。如果一个甲状腺肿块一两天突然增大,并伴疼痛,最大可能是腺瘤囊变伴出血。所以,甲状腺肿大的患者一定要做B超检查和甲状腺功能测定,才能明确诊断。

手抖

出现手抖一定要检查甲状腺吗

手抖是甲状腺功能亢进症（甲亢）常见的症状之一，主要表现为细颤。尤其是伴有多汗、消瘦、多食的患者，应该及时检查甲状腺功能。

甲状腺功能亢进症患者为什么出现手抖

甲状腺功能亢进症（甲亢）患者出现手抖的主要原因是甲状腺素分泌过多，双手神经兴奋性增强所致，常难以自控，常常在拿东西、写字、举手、吃饭时出现手抖，细颤。

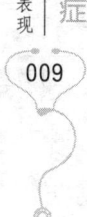

月经减少、不孕

出现月经减少、不孕要检查甲状腺吗

女性甲状腺功能亢进症（甲亢）患者容易出现月经减少，不孕。如果同期有其他高代谢综合征，如怕热、出汗、易饥、多食、消瘦，就应该考虑到甲亢的可能。

女性甲状腺功能亢进症患者为什么会出现月经减少

女性甲状腺功能亢进症(甲亢)患者由于甲状腺分泌过多的三碘甲状腺原氨酸(T_3)和甲状腺素(T_4),就会"反馈通知"脑垂体组织减少促甲状腺激素(TSH)分泌,但是这时也会影响到脑垂体组织促性腺激素分泌,从而导致了月经的减少。

腹泻、大便次数增多

出现腹泻、大便次数增多要检查甲状腺吗

典型甲状腺功能亢进症(甲亢)除了怕热、多汗、多食、消瘦外,常常还会出现腹泻或大便次数增多。不典型甲亢中腹泻者占20%左右,尤其见于老年人,这些患者常常没有其他高代谢综合征,往往不能够作出早期诊断,容易误诊为慢性结肠炎,因此,对于长期反复腹泻,按照肠炎治疗效果不佳的患者,应该及时检查甲状腺功能。

甲状腺功能亢进症患者为什么会出现腹泻、大便次数增多

甲状腺功能亢进症(甲亢)时,由于甲状腺激素分泌增

多,甲状腺激素作为促动力激素,通过改变肠道正常运动功能,促使肠蠕动加速,以致肠内容物过快通过肠腔,与肠黏膜上皮细胞接触时间过短,影响食物消化与吸收,肠内滞留物增加,而发生腹泻。

了解一些甲状腺
及
甲状腺功能亢进症的常识

姓名 Name ＿＿＿＿＿ 性别 Sex ＿＿＿ 年龄 Age ＿＿＿
住址 Address ＿＿＿＿＿＿＿＿＿＿＿＿＿＿＿
电话 Tel ＿＿＿＿＿＿＿＿＿＿＿＿＿＿＿＿
住院号 Hospitalization Number ＿＿＿＿＿＿＿
X 光号 X-ray Number ＿＿＿＿＿＿＿＿＿＿
CT 或 MRI 号 CT or MRI Number ＿＿＿＿＿＿
药物过敏史 History of Drug Allergy ＿＿＿＿＿

什么是甲状腺

甲状腺位于气管两旁,形似蝴蝶,犹如盾甲,故名甲状腺。正常情况下甲状腺很小,是看不到,也摸不着的,通常重量为 20~25 g,它是非常重要的内分泌器官,主要功能是合成甲状腺激素,调节整个机体的代谢。

甲状腺有什么生理功能

甲状腺素是一种重要的人体激素,虽然在血液中含量很少,少到只用微克(μg)来表示,但是它对调节人体的生理代谢,维持机体各个系统、器官、组织的正常功能,使得人们得以正常生活和工作起着十分重要的作用。许多其他激素需要协同甲状腺素才能达到有效的作用,比如在幼年发育过程中,生长激素和甲状腺素共同作用才能使幼童正常生长发育。

碘在甲状腺中的作用是什么

碘是合成甲状腺素主要的原料。缺碘会引起很严重的问题,成年人会得地方性甲状腺肿,幼儿缺碘得的是呆小症,不仅矮小,还有严重的智力障碍。碘缺乏病初期的症状是甲状腺体积增大,因缺碘反而增加甲状腺摄取血液中的碘的效率,使身体里的碘数量更加减少,如此恶性循环,最后会在脖子那里形成肿块,也就是"大脖子"。人体所需的碘大部分来自饮食,如:海带、海藻、海苔、龙虾、贝类、绿色蔬菜、蛋类、乳类、谷类等,其中以海带、海藻等食物含碘量最为丰富。

碘供应异常对甲状腺功能有什么影响

碘主要用于甲状腺激素的合成,碘缺乏与碘过量均可导致甲状腺功能异常或产生疾病。碘缺乏使得甲状腺激素合成减少,经过下丘脑—垂体—甲状腺轴的反馈调节,促甲状腺激素分泌增多,刺激甲状腺组织增生、肿大,随着时间延长,长期缺碘就会发生甲状腺功能减退。碘供应过量可引起甲状腺炎、甲状腺功能亢进。

正常甲状腺功能是如何调节的

正常情况下人体下丘脑分泌促甲状腺素释放激素（TRH）,它可以刺激脑垂体组织合成和分泌促甲状腺激素（TSH）,促甲状腺激素会刺激颈部甲状腺组织合成和分泌甲状腺素（T_4）、三碘甲状腺原氨酸（T_3）、游离甲状腺素（FT_4）和游离三碘甲状腺原氨酸（FT_3）。当甲状腺组织分泌过多甲状腺激素时,会"通知"垂体和下丘脑减少分泌促甲状腺激素（TSH）和促甲状腺素释放激素（TRH）;反过来,当甲状腺组织分泌的甲状腺激素不够用的时候,垂体和下丘脑会增加促甲状腺激素（TSH）和促甲状腺素释放激素（TRH）的分泌,从而甲状腺又开始"加班、加点"生产甲状腺激素。

甲状腺动脉供血是怎样的

正常甲状腺是血供比较丰富的器官,有4条动脉供血,

2条甲状腺上动脉是颈外动脉的分支,2条甲状腺下动脉是锁骨下动脉分支,4条动脉分别由甲状腺上、下两端进入甲状腺实质内,又分前、后两支,末梢部分互相吻合,构成了甲状腺血供丰富的解剖学基础。

什么是甲状腺功能亢进症

甲状腺功能亢进症简称甲亢,指由于垂体、甲状腺,甚至异位组织发生病变导致甲状腺素水平升高的统称,即出现三碘甲状腺原氨酸(T_3)和甲状腺素(T_4)升高,因此,发现T_3和T_4升高,均可以称为甲亢或甲状腺毒血症。所以,临床发现T_3和T_4升高不都是甲状腺组织引起的甲亢。

甲状腺功能亢进症有哪些类型

(1)甲状腺性甲亢:有毒性弥漫性甲状腺肿伴有功能亢进格雷夫斯(Graves)病、毒性结节性甲状腺肿、高功能腺瘤、碘引起的甲亢、甲状腺癌、亚急性甲状腺炎、新生儿及儿童甲亢等。其中,毒性弥漫性甲状腺肿伴有功能亢进格雷夫斯病最常见,占甲亢发病率的85%～90%以上。老百姓通常所指的"甲亢",就是这种类型,也是本书阐述的主要内容。

(2)垂体性甲亢:有垂体促甲状腺素(TSH)瘤、选择性垂体甲状腺素抵抗综合征,这两种情况在临床上不常见。

(3)绒毛膜促性腺激素(HCG)相关性甲亢:如绒毛膜癌、妊娠早期、葡萄胎等引起的甲亢。

(4)医源性甲亢:主要由于摄入过多的甲状腺激素所致。

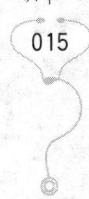

(5) 异位组织所导致甲亢：恶性肿瘤（肺、胃、胰、肠）等引起促甲状腺激素或促甲状腺样激素分泌过多。

(6) 卵巢甲状腺肿伴甲亢。

由此可见，在检查中发现三碘甲状腺原氨酸（T_3）和甲状腺素（T_4）升高，一定要仔细甄别甲亢的病因。

什么是格雷夫斯病

格雷夫斯（Graves）病，即毒性弥漫性甲状腺肿伴有功能亢进，是本书阐述的主要内容，它是由免疫异常、病毒感染和精神刺激等因素导致甲状腺分泌过多甲状腺素的一种内分泌疾病。临床表现有高代谢综合征如怕热、多汗、乏力和体重下降等；神经兴奋性增高症状如细震颤、焦躁易怒、神经过敏和多言多动等。体格检查可见甲状腺弥漫性肿大和突眼征等。据统计，甲状腺功能亢进症（甲亢）的发病率接近1%，即100个人当中，就有1个是甲亢患者，而且这几年有升高的趋势，其中城市居民的发病率高于农村，沿海地区高于内地。甲亢可以发生于任何年龄，从刚出生的婴儿，到年过古稀的老人都可以得甲亢，但是以20～40岁的女性发病率最高。男女之比是1：5。

甲状腺功能亢进症的发病机制是什么

原发性甲状腺功能亢进症（甲亢）是遗传基础上因精神刺激、感染和应激等因素诱发，改变人体内淋巴细胞的功能，增强机体免疫反应所致。产生针对甲状腺的抗体，如促甲状腺素（TSH）受体抗体，从而促进甲状腺组织增生，合成和分泌大量的甲状腺激素。

甲状腺功能亢进症有什么样的症状

甲状腺功能亢进症（甲亢）最常见的症状是吃得多，容易饥饿，食量增加，但是体重在下降，大便次数增多。患者常有胸闷、心慌、心跳加快，休息的时候心跳仍然很快。常常感到疲乏无力、懒于活动。怕热、出汗，容易激动、好发脾气，总是让人觉得不太好"接触"。患者目光炯炯有神、突眼，甚至有眼睛疼痛、肿胀。

甲状腺功能亢进症有什么样的危害

甲状腺功能亢进症（甲亢）是甲状腺分泌过量的甲状腺激素。由于甲状腺激素几乎对机体所有的组织、器官都有作用，因此，长期甲亢不能控制的患者，可以引起心脏、皮肤、肝脏、血液、性腺、精神神经系统、生殖、骨骼系统等脏器发生功能改变。所以，一旦明确诊断，必须及时治疗。

什么是青春期甲状腺肿

常见于儿童和青年。有3%～5%青年女性在发育期，由于生长需要较多的甲状腺素，而参与制造甲状腺素的碘供应相对不足，甲状腺为了分泌更多的甲状腺激素供机体需要，引起甲状腺的代偿性肿大。此种甲状腺良性肿大无症状，甲状腺激素不高，随着年龄增长甲状腺肿会逐渐缩小。

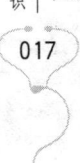

什么是妊娠期甲状腺肿

由于妊娠需要,甲状腺代偿性分泌甲状腺素所致的甲状腺肿大。常发生于产后6个月内,有的甲状腺功能减低。产后1年,甲状腺功能可恢复,甲状腺肿大也可消退。

什么是甲状腺腺瘤

主要表现为一侧甲状腺结节,且多为单个发生,随着B超广泛使用,甲状腺腺瘤发现率非常高,它可以是有功能的,也可以是没有功能的,大部分没有功能,不需要任何的治疗措施,它可以囊性变,也可能突然出血,引起剧烈疼痛。

什么是结节性甲状腺肿

各种原因导致体内甲状腺素分泌不足时,可反馈刺激脑垂体不断分泌促甲状腺激素(TSH),刺激甲状腺增生,形成结节,引起甲状腺肿。甲状腺肿多不均匀,可摸到数个大小不等的结节。结节性甲状腺肿经保守治疗,结节不能消失者,可以采用手术切除或 ^{131} 碘放射性核素治疗。

什么是甲状腺囊肿

甲状腺B超常常发现甲状腺内囊泡,临床上称之为甲状腺囊肿,主要由于结节性甲状腺肿、甲状腺瘤引起退行性变而形成囊肿。该囊肿柔软,B超下可见无回声区,抽吸囊液后可消失,无甲状腺功能亢进症(甲亢)症状,若囊内出血,甲状腺可迅速增大,而且疼痛剧烈。

甲状腺功能亢进症为什么常常伴有其他自身免疫性疾病

甲状腺功能亢进症(甲亢)是一种伴甲状腺激素分泌增多的器官特异性自身免疫疾病,常常只累及甲状腺这样一个组织器官。但是由于其免疫功能紊乱,有时候出现其他组织器官免疫性损害,如1型糖尿病、白癜风、自身免疫性肝炎、自身免疫性血小板减少等。

甲状腺功能亢进症患者需要长期休息吗

在甲状腺功能亢进症(甲亢)急性期,尤其伴有甲亢肌病、甲亢眼病,或甲亢治疗期间出现白细胞下降时需要注意休息,保护眼部、防止继发感染。其他甲亢患者常常在治疗1个月后症状明显好转,体重增加,睡眠好转,出汗、怕热消失,可以完全像正常人一样工作和生活。

甲状腺功能亢进症患者可以锻炼身体吗

甲状腺功能亢进症(甲亢)急性发作期,特别是伴有甲亢肌病、白细胞下降等不适合锻炼,这时锻炼身体只会加重症状,甚至诱发感染。但是到了甲亢的缓解期就可以开始运动了,开始的运动量不宜太大,活动量以自己的耐受力为基线,当感到心慌明显时,就应马上停止活动,适当休息,千万别逞强。不能做太多激烈运动,可以选择太极拳、散步、练瑜伽等运动方式。

甲状腺功能亢进症患者锻炼身体时,应注意什么

甲状腺功能亢进症(甲亢)患者经过治疗缓解后,可以进行适量的运动,在运动锻炼前要进行充分的准备活动,运动时间不宜过长,运动中有一定的时间间歇,以避免过度疲劳。

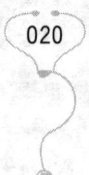

诊断甲状腺功能亢进症
需要做的
一些检查

姓名 Name　　　　　　性别 Sex　　　　年龄 Age
住址 Address
电话 Tel
住院号 Hospitalization Number
X 光号 X-ray Number
CT 或 MRI 号 CT or MRI Number
药物过敏史 History of Drug Allergy

自我检查

如何进行自我检查

1. 安静情况下数一下脉搏

正常人在安静情况下的脉率在 60～100 次/分，节律规则整齐。而甲状腺功能亢进症（甲亢）患者表现为心动过速（脉率＞100 次/分），心律失常，心脏肥大、扩大和心力衰竭等。其中最早期、最常见的表现就是安静情况下脉率加快，所以安静时出现脉搏超过 100 次/分，就应注意是否患有甲亢了。

2. 安静情况下量一下血压

甲状腺功能亢进症（甲亢）患者由于甲状腺激素具有升高血压的作用，所以部分甲亢患者会出现收缩压升高、舒张压降低、收缩压与舒张压差值增大。如果高血压同时，出现持续心率增快，一定要到医院检查。

3. 安静情况下摸一下皮肤

甲状腺功能亢进症（甲亢）患者由于交感神经兴奋可表现为怕热、多汗，而且大部分甲亢都有此表现。因此，出现怕热、多汗时，应该到医院检查一下甲状腺功能。

4. 平时常检查一下自己的脖子

甲状腺功能亢进症（甲亢）患者大多有不同程度的甲状腺肿大。甲状腺肿可有如下特点：弥漫性、对称、双侧、质地软，久病者质地比较硬，无压痛，可活动，局部可触及震颤和闻及血管杂音。也有少数的患者甲状腺是不肿大的。但是出现甲状腺肿大，一定要到内分泌科门诊检查一下甲状腺功能。

5. 平时常看看自己的眼睛

部分甲状腺功能亢进症（甲亢）患者表现为双侧突眼，少数也可一侧突眼。多数突眼是由于交感神经兴奋性增高引起。甲亢突眼包括以下表现：①眼球突出；②瞬目减少，双目炯炯有神；③上眼睑挛缩，睑裂增宽；④双眼向下看时，由于上眼睑不能随着眼球下落，露出白色巩膜；⑤眼球向上看时，前额皮肤不能皱起；⑥双眼看近物时，眼球不能内聚。另外，甲亢眼病患者会出现眼内异物感、胀痛、怕光、流泪、复视、斜视、视力下降、眼睑肿胀，结膜充血水肿，眼球活动受限，严重者眼球固定，眼睑闭合不全、角膜外露而形成角膜溃疡、全眼炎，甚至失明。眼睛出现上述表现时，患有甲亢的可能性是非常大的。

6. 平时常检查一下自己的胫骨前缘皮肤

部分甲状腺功能亢进症（甲亢）患者的皮肤可有白癜风、色素沉着表现。有的患者还可表现为胫骨前黏液性水肿，主要表现为局部皮肤增厚，突出表面，无压痛，淡红色或淡紫色，毛孔粗，内陷明显，压之无凹陷切迹。如果同时出现心慌、消瘦等临床表现，更应该考虑甲亢的可能。

7. 检查一下自己的甲状腺

自我检查甲状腺是简单易行值得提倡的。在家中的一面镜子前，取坐位，全身放松，先两上肢沿胸壁下垂，然后两手置脑后，头略后仰向前看，保持颈前肌肉松弛，在镜中自行观察颈部有无肿块。正常情况下，甲状腺是不能清晰见到的，如颈部发现有肿块突起，且肿块随吞咽作上下移动，则大多为甲状腺肿块，应该及时到医院检查。

> **正确触摸甲状腺的方法**
>
> 头充分后仰而使甲状腺显露清楚,用单手触摸甲状腺,检查每一叶时,由外向内触摸甲状腺,手指尖轻轻移动,可以确定甲状腺是否肿大或有无肿块。多数甲状腺肿块能通过吞咽动作而触摸感觉。当触及甲状腺多个结节时,很可能是结节性甲状腺肿大;当触摸甲状腺出现疼痛时,亚急性甲状腺炎可能性最大;如触及一个结节疼痛,则提示甲状腺腺瘤内出血或腺癌的可能。

实验室检查

什么是总三碘甲状腺原氨酸

总三碘甲状腺原氨酸(TT_3)是反映甲状腺功能状态的指标。TT_3仅有20%直接来自甲状腺,其余80%在外周组织中由甲状腺素(T_4)经脱碘代谢转化而来,T_3是甲状腺激素在组织实现生物作用的活性形式。甲状腺功能亢进症(甲亢)、各种甲状腺炎、高甲状腺球蛋白血症、医源性甲亢、甲亢治疗过程中、甲状腺功能减退症(甲减)早期和T_3型甲亢患者会出现TT_3的绝对或相对升高;甲减,各种严重感染,慢性心、肾、肝、肺功能衰竭,慢性消耗性疾病,低甲状腺球蛋白血症等,会出现TT_3的绝对或相对降低。因此,不

是所有 T_3 升高就是甲亢。

什么是总甲状腺素

总甲状腺素（TT_4）是甲状腺分泌最多的一种激素，血液中的 T_4 100%由甲状腺分泌，故外周血 TT_4 的浓度能很好反映甲状腺功能状态。甲状腺功能亢进症（甲亢）、甲状腺高球蛋白血症（妊娠、口服雌激素及口服避孕药、家族性）、各种甲状腺炎、急性肝炎、肥胖症等会出现 TT_4 的升高；甲状腺功能减退症（甲减）、低甲状腺球蛋白血症（肾病综合征、慢性肝病、蛋白丢失性肠病等）、垂体功能减退症等会出现 TT_4 的降低。因此，同样不是所有 T_4 升高就是甲亢。

什么是游离三碘甲状腺原氨酸、游离甲状腺素

游离三碘甲状腺原氨酸（FT_3）、游离甲状腺素（FT_4）是 T_3、T_4 的活性部分，是甲状腺代谢状态的真实反映，不受其结合蛋白质浓度和结合特性变化的影响，较总三碘甲状腺原氨酸（TT_3）、总甲状腺素（TT_4）测定有更好的敏感性和特异性。因此对于怀孕、肾病综合征、肝硬化等患者，游离 T_3 和游离 T_4 更能反映甲状腺功能。

什么是促甲状腺激素

促甲状腺激素（TSH）由垂体组织分泌的，它具有刺激甲状腺组织分泌甲状腺激素的作用。正常情况下游离甲状腺浓度的微小变化就会对 TSH 浓度具有反方向调节作用，

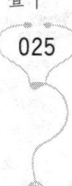

也就是说总三碘甲状腺原氨酸（TT_3）、总甲状腺素（TT_4）、游离三碘甲状腺原氨酸（FT_3）、游离甲状腺素（FT_4）升高时，TSH降低；TT_3、TT_4、FT_3、FT_4降低时，TSH升高。因此，如果出现甲状腺性甲亢可以表现为总T_3、总T_4、FT_3、FT_4升高和TSH降低。TSH增高还可以见于原发性甲状腺功能减退症（甲减）、垂体TSH瘤、亚急性甲状腺炎恢复期等。TSH减低见于继发性甲减、原发性甲亢等。

什么是甲状腺过氧化物酶抗体

甲状腺过氧化物酶（TPO）是一种以血红蛋白为辅基的膜结合糖蛋白分子，主要分布于甲状腺细胞内。正常情况下，甲状腺过氧化物酶不溢出甲状腺入血，当甲状腺发生病变时，甲状腺过氧化物酶则溢漏到血液中刺激机体免疫系统产生相应抗体即甲状腺过氧化物酶抗体（TPOAb）。因此，当患者检测发现有TPOAb时，说明甲状腺组织有破坏，渗漏，甲状腺存在自身免疫性炎症，最常见的疾病为桥本甲状腺炎及桥本甲状腺功能亢进症。

什么是甲状腺球蛋白抗体

甲状腺球蛋白（TG）是甲状腺滤泡柱状细胞内的一种蛋白，储存在滤泡腔内。正常情况下，甲状腺球蛋白不溢出甲状腺入血，当甲状腺发生病变时，甲状腺球蛋白则溢漏到血液中刺激机体免疫系统产生相应抗体即甲状腺球蛋白抗体（TGAb）。因此，TGAb同样是反映甲状腺存在自身免疫性炎症很好的指标。

什么是甲状腺球蛋白

甲状腺球蛋白（TG）是存在甲状腺组织内的大分子糖蛋白，是甲状腺激素合成的关键前体。在蛋白水解酶的作用下，甲状腺激素脱离甲状腺球蛋白释放入血。正常情况下，血液中存在极微量的TG。在甲状腺癌手术后患者中，甲状腺球蛋白显著升高往往提示甲状腺癌复发。因此，TG对甲状腺癌手术后的随访十分重要。

什么是促甲状腺激素受体抗体

促甲状腺激素受体抗体（TRAb）是由B淋巴细胞产生的一种异质性的特异性免疫球蛋白，是针对垂体促甲状腺素（TSH）受体的一种抗体。

甲状腺功能检查包括哪些指标

一旦怀疑患有甲状腺功能亢进，就应该进行甲状腺功能检查，包括促甲状腺激素（TSH）、游离三碘甲状腺原氨酸（FT_3）、游离甲状腺素（FT_4）、总三碘甲状腺原氨酸（TT_3）、总甲状腺素（TT_4）、甲状腺过氧化物酶抗体（TPOAb）、甲状腺球蛋白抗体（TGAb）作为首诊检查项目已经被普遍采用，在结果判断时必须结合被检查者生理及病理情况进行综合分析判断是原发性甲状腺功能亢进症（甲亢）还是继发性甲亢或甲状腺炎等。如果是甲状腺癌手术后随访，应该检测甲状腺球蛋白（TG）。如果怀疑甲状腺淋巴瘤还应该检查乳酸脱氢酶、β-微球蛋白。如果怀疑亚急性甲状腺炎，还

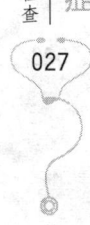

应检测红细胞沉降率(血沉)。

甲状腺功能亢进症患者检验指标会有什么样改变

原发性甲状腺功能亢进症(甲亢)患者,病变在甲状腺,故实验室检查一般表现为游离三碘甲状腺原氨酸(FT_3)、游离甲状腺素(FT_4)、总三碘甲状腺原氨酸(TT_3)、总甲状腺素(TT_4)均增高,促甲状腺激素(TSH)降低。继发性甲亢病变在垂体或下丘脑,故实验室检查为FT_3、FT_4、TT_3、TT_4升高,TSH正常或增高。亚急性甲状腺炎患者,一般表现为FT_3、FT_4、TT_3、TT_4均增高,TSH降低,红细胞沉降率升高,甲状腺球蛋白升高。

甲状腺功能亢进症患者为什么一定要做促甲状腺激素受体抗体检测

研究资料表明原发性甲状腺功能亢进症(甲亢)患者格雷夫斯病促甲状腺激素受体抗体(TRAb)阳性率可达83%,因此TRAb检测是诊断格雷夫斯病的重要依据以及鉴别诊断及疗效观察格雷夫斯病患者的灵敏指标之一。如果检查发现游离三碘甲状腺原氨酸(FT_3)、游离甲状腺素(FT_4)、总三碘甲状腺原氨酸(TT_3)、总甲状腺素(TT_4)均增高,促甲状腺激素(TSH)降低,而TRAb是阴性,不一定是甲亢,可能是甲状腺炎。此外,甲亢治疗过程中发现TRAb浓度逐步转低或正常,那么这类甲亢患者停药后不容易复发。另外,甲亢孕妇,TRAb阳性的患者,其胎儿容易发生一过性甲亢或甲状腺功能减退症(甲减)。

为什么有的甲状腺功能亢进症患者要检查红细胞沉降率

不是所有游离三碘甲状腺原氨酸(FT_3)、游离甲状腺素(FT_4)、总三碘甲状腺原氨酸(TT_3)、总甲状腺素(TT_4)增高,促甲状腺激素(TSH)降低的患者就是甲状腺功能亢进症(甲亢),尤其伴有颈部疼痛和发热的患者。有些甲亢并不是甲状腺腺体本身功能亢进,而是由于甲状腺滤泡被炎症破坏,滤泡内储存的甲状腺激素过量进入血液循环引起的甲状腺毒症。例如亚急性甲状腺炎,多数是由于近期病毒感染引起的甲状腺破坏所致,病程早期可表现为红细胞沉降率(血沉)增快,FT_3、FT_4、TT_3、TT_4 增高,TSH 降低。故红细胞沉降率有助于鉴别甲状腺炎导致的甲状腺毒症。

哪些患者必须做甲状腺功能检查

当患者出现下列症状时需要做甲状腺功能检查:
(1) 高代谢综合征表现:易饥饿、多食、消瘦、怕热、多汗、易激动、心跳加快、失眠、腹泻、乏力、手抖等;
(2) 甲状腺不同程度的弥漫性肿大或有结节;
(3) 突眼。

为什么甲状腺功能亢进症患者常常伴有其他自身免疫性疾病

因为甲状腺功能亢进症(甲亢)是一种器官特异性自身免疫性疾病,可伴有其他自身免疫性疾病。它们之间常有共同的易感基因,有共同的免疫机制。因此,常常会发现甲亢患者有白癜风、自身免疫性肝炎、脱发、卵巢早衰、1型糖尿病、类风湿关节炎、强直性脊柱炎等。

为什么有的甲状腺功能亢进症患者会转变为甲状腺功能减退症(甲减)

甲状腺功能亢进症(甲亢)患者可以产生促甲状腺素受体抗体(TRAb)。它与甲状腺组织结合后,就可以发生甲亢或甲减。临床上它有两种抗体,一种是刺激甲状腺组织增生的抗体,我们称之为促甲状腺素受体刺激性抗体(TSAb),另外一种是阻止甲状腺组织增生、减少甲状腺激素分泌的抗体,我们称之为促甲状腺素受体阻断性抗体(TSBAb)。甲亢患者主要由于促甲状腺素受体刺激性抗体(TSAb)产生增多所致,而甲减患者由促甲状腺素受体阻断性抗体(TSBAb)产生增多所致。甲亢患者由于自身免疫功能紊乱,产生促甲状腺素受体刺激性抗体(TSAb)为主,但是有时候也会产生促甲状腺素受体阻断性抗体(TSBAb),因此少部分甲亢患者,突然变为甲减,一会儿又变为甲亢。在甲亢药物治疗过程出现的甲减,主要是药物过量所致,只要逐步减量就可以了。亚急性甲状腺炎的患者,出现甲减,是疾病不同阶段的表现过程,一般不需要任何处理。

三碘甲状腺原氨酸、甲状腺素升高一定是甲状腺功能亢进症吗

三碘甲状腺原氨酸(T_3)、甲状腺素(T_4)的浓度受血中甲状腺球蛋白(TBG)浓度的影响。其异常时反映甲状腺功

能准确性受到影响。除了甲状腺功能亢进症（甲亢）外下列情况也可表现为 T_3、T_4 升高：

（1）甲状腺高球蛋白血症：妊娠、服用雌激素、葡萄胎、淋巴肉瘤、血卟啉病及遗传性 TBG 增多症。

（2）家族性异常白蛋白血症。

（3）药物：某些药物可使总甲状腺素（TT_4）升高。如乙胺碘呋酮、造影剂、奋乃静、苯丙胺、海洛因等。

（4）甲状腺抵抗综合征。

（5）各种甲状腺炎。

由此可见，要确诊甲亢，必须结合临床表现、甲状腺激素水平、甲状腺 B 超、甲状腺摄碘率、甲状腺自身抗体方可明确诊断。

辅助检查

什么是甲状腺摄碘率

甲状腺有浓集碘的功能，我们利用甲状腺浓集碘的功能来间接了解甲状腺的功能。甲状腺摄碘率适用于：计算 ^{131}碘放射性核素治疗时需要的剂量；鉴别甲状腺功能亢进症（甲亢）和甲状腺炎所导致的高甲状腺激素血症；非毒性甲状腺肿与弥漫性甲状腺肿伴甲亢格雷夫斯病鉴别。

为什么甲状腺功能亢进症患者一定要做甲状腺摄碘率检查

不是所有游离三碘甲状腺原氨酸（FT_3）、游离甲状腺素

（FT_4）、总三碘甲状腺原氨酸（TT_3）、总甲状腺素（TT_4）增高，促甲状腺激素（TSH）降低的患者都是甲状腺功能亢进症（甲亢）。甲状腺炎患者由于甲状腺组织破坏，导致甲状腺激素溢出；而甲亢患者，是由于甲状腺组织增生，甲状腺激素合成增加所致。因此甲状腺摄碘率检查能有效的鉴别原发性甲亢与甲状腺炎：前者摄碘率增加；后者摄碘率明显下降。也可用于鉴别非毒性甲状腺肿与原发性甲亢：前者摄碘率增高，高峰不前移；后者高峰前移。故甲状腺激素水平增高的患者一定要做甲状腺摄碘率检查以明确病因，根据病因选择不同的治疗方案。

什么样的甲状腺功能亢进症患者一定要做甲状腺放射性核素显像

[131]I（碘）放射性核素摄入体内后，大部分24小时内经尿液排出体外，存留在体内的几乎全部浓集在甲状腺组织内，可以显示甲状腺不同性质的功能状态。锝与碘一样，也能被甲状腺组织摄取和浓集，所以[99m]Tc（锝）也可以评估甲状腺组织功能。甲状腺放射性核素显像对于甲状腺结节性质的鉴别尤为重要。

什么是"热结节"

结节区放射性核素浓度高于周围组织称之为"热结节"，见于如滤泡状腺瘤、毒性腺瘤。甲状腺放射性核素显像，如果发现"热结节"，应该选择放射性核素[131]I治疗或手术治疗方法。

什么是"温结节"

结节区与周围组织相似称之为"温结节",如桥本甲状腺炎、亚急性甲状腺炎修复期。有时甲状腺结节体积太小,显示为正常的甲状腺,故亦显示为温结节。温结节者如果功能正常,一般不需要处理。

什么是"凉结节"、"冷结节"

冷结节与凉结节仅程度上的区别,结节区浓度低于周围组织,如未分化癌、髓样癌、乳头状癌囊性变、亚急性甲状腺炎急性期、甲状腺腺瘤囊性变等。对于甲状腺放射性核素显像为"冷结节"者,尤其实体结节,一般需要手术治疗。

放射性核素检查对人体有伤害吗

由于放射性核素检查用的放射性核素剂量非常小,一般不会引起人体伤害,但是妊娠和哺乳期妇女禁用。儿童宜选用 $^{99m}TcO_4$ 显像,以减少甲状腺所受辐射量。

为什么甲状腺功能亢进症患者一定要做甲状腺彩色B超

因为甲状腺彩色B超可显示甲状腺腺体的血流情况。甲状腺功能亢进症(甲亢)患者甲状腺彩色B超常常显示腺体内血流异常丰富,呈"火海征",这一现象是甲状腺功能活跃、间质血管扩张所致,是甲亢患者的特征性表现之一。彩色多普勒超声的普及,在甲状腺疾病诊断中的价值逐渐被认识,特别是对甲亢的诊断,因具有特异改变而应被列为常规检查项目。正常甲状腺其细胞功能正常,间质血管不扩张,故无彩色B超的特征改变,且甲状腺动脉血流量较甲亢明显减少。而甲状腺炎患者,尽管所有游离三碘甲状腺原氨酸(FT_3)、游离甲状腺素(FT_4)、总三碘甲状腺原氨酸(TT_3)、总甲状腺素(TT_4)增高,但是甲状腺组织呈现炎症性改变,甲状腺动脉血流量较甲亢明显减少,因此有经验的医师通过彩色B超,就可以鉴别甲状腺炎还是甲亢。

什么样的B超检查结果提示甲状腺癌

甲状腺结节B超检查如果发现缺乏晕环、实体低回声、结节边缘不规则、微钙化、结节内血流紊乱、甲状腺周围淋巴结囊性化等,应高度怀疑甲状腺癌的可能,应该及时手术治疗。

各种甲状腺疾病B超图像分别是怎样的

1. 结节性甲状腺肿

结节性甲状腺肿B超可以发现甲状腺两叶不对称肿大,表面不光滑,可以发现大小不等结节,结节内回声强度不一,结节无包膜,结节周围有血流绕行。

2. 单纯性甲状腺肿

甲状腺B超可以发现腺体弥漫性、对称性肿大,表面光滑,无结节,腺体内回声无明显降低,腺体内血流信号无明显增加。

3. 亚急性甲状腺炎

甲状腺对称性肿大,内部见数个低回声区,边界模糊,其内有散在强回声点,甲状腺内血流信号没有明显增加,周边无明显环绕血流。

4. 桥本甲状腺炎

甲状腺弥漫性肿大,质地较韧,甲状腺前后径以及峡部明显增厚。甲状腺内回声不均匀,内有散在条状强回声,呈分隔状或网络状。甲状腺包膜清晰、平整,到疾病后期呈分叶状。甲状腺内也可见血流丰富,呈"火海征"。

5. 甲状腺腺瘤

甲状腺内可以发现圆形或椭圆形肿物,多为单个,有包膜、边界清楚、光滑。甲状腺肿物内一般为低回声。但是可以合并囊性变、出血、坏死。甲状腺腺瘤周围为正常甲状腺组织,可见血流环绕。

6. 甲状腺囊肿

B超可以敏感地发现 2～3 mm 的囊肿,常常发现无回声,边界光滑、完整,后方回声增强。

为什么有的甲状腺结节患者要做甲状腺穿刺

甲状腺肿大可有许多病因所致,如甲状腺结节、弥漫性甲状腺肿、桥本甲状腺炎、甲状腺癌等。甲状腺细针穿刺和细胞学(FNA)检查是一种简单、易行、准确性高的检查方法,主要用于甲状腺结节的鉴别诊断、分辨良恶性病变,还可诊断慢性淋巴细胞性甲状腺炎和亚急性甲状腺炎。因此,对于有较大甲状腺结节;实性"冷结节";B超提示恶性结节可能的患者,应该及时进行甲状腺细针穿刺检查。

甲状腺细针穿刺目前已经成为甲状腺肿块鉴别诊断的首选检查方法。如果发现为恶性肿瘤,患者应该立即手术;如果结节为良性,通过随访发现肿瘤继续增大,也应该手术治疗;如果发现可疑,6～9个月后再进行1次甲状腺细针穿刺,如果发现异常,也应及时手术治疗。

为什么要做甲状腺CT检查

甲状腺CT检查可以清楚地显示甲状腺每个层面的形态,肿块大小和数目,与喉、气管、食管的关系。可确定肿瘤侵犯血管和神经的范围;了解颈淋巴结和纵隔淋巴结转移的情况。CT检查比X线摄片图像更清晰,提供的信息更多,有利于手术前设计手术方案和麻醉方式的选择。

为什么要做甲状腺磁共振成像(MRI)检查

甲状腺磁共振成像(MRI)检查,在甲状腺肿块鉴别诊断中不及CT和B超的价值大,主要用于增强CT显像剂过敏的患者。

甲状腺功能亢进症的治疗

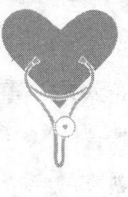

姓名 Name　　　　　　性别 Sex　　　年龄 Age
住址 Address
电话 Tel
住院号 Hospitalization Number
X 光号 X-ray Number
CT 或 MRI 号 CT or MRI Number
药物过敏史 History of Drug Allergy

饮食策略

甲状腺功能亢进症患者饮食上应该注意什么

甲状腺功能亢进症（甲亢）患者在治疗期间，控制碘的摄入尤为重要。碘是一种人体必须从外界摄入的微量元素，在体内参与甲状腺激素的合成。在一定限度内，甲状腺激素的合成量随碘剂量的增加而增加，这不利于甲亢的控制。故在饮食上建议食用无碘盐，限制高碘食物的摄入，常见的高碘食物有海产品，如海带、海鱼、海虾、紫菜、海蜇、海苔等，尤其植物类的海产品。

甲亢患者有明显的高代谢症状，表现为怕热、多汗、多食及体重下降等症状。因此，对甲亢患者必须供给高热量、高蛋白、高碳水化合物、高维生素及矿物质，以补充其消耗，改善营养状况。一般来说，总热量较正常者提高50%~70%，每日供给热量为12 552~14 644 kJ（3 000~3 500 kcal）。但不宜一次性摄入过多，应遵循"少食多餐"的原则，可将餐次每日增加至5~6餐。忌辛辣、烟酒。甲亢患者由于高代谢消耗大量水溶性维生素，而且多有胃肠蠕动增快，排便次数增多或腹泻，减少了肠道对维生素吸收，所以应该补充维生素及矿物质。富含维生素B族的食物如胡萝卜、蔬菜等。应适量补充钙，尤其是对症状长期不能得到控制的甲亢患者和老年人，可预防骨质疏松、病理性骨折。有低钾的甲亢患者，多食橘子、榨菜等高钾食物，必要时药物补钾。对于有甲亢眼病的患者，低盐饮食可减少突眼症的发生，有利于眼球水肿的消除,建议食盐量每天控制在 2~3 g。

含碘海产品中含碘量如何

人体甲状腺的含碘量是人体含碘量的 20%。尽管碘是甲状腺激素合成的必需原料,但是甲状腺功能亢进症(甲亢)患者必须禁止食用含碘海产品。目前中国营养学会制定的中国居民关于碘的推荐量为成人每天 150 μg。但是海带(干)含碘量为 36 240 μg/100 克、紫菜为 4 323 μg/100 g,所以甲亢患者尤其要禁食植物类海产品。

买不到无碘盐怎么办

对于甲亢患者应该食用无碘食盐,但是这种食盐一般只能到盐业公司指定的供应点或医院才能买到。对于很偏远地区非常不便,但是碘具有升华现象,即温度在 80 ℃ 的时候游离碘会直接由固体变为气体挥发掉。因此,实在买不到无碘食盐,也不要紧张,在日常生活中可做以下处理:

(1)把碘盐先放进锅里炒一下,会使碘升华掉一部分。

(2)将碘盐放在有日光直射的地方存放一段时间可减少碘的含量。

甲状腺功能亢进症患者什么样的保健品不可以吃

甲状腺功能亢进症(甲亢)患者可服用保健品,但有一些保健药品如金施尔康、善存片含有一定量的碘,应加以注意。

甲状腺功能亢进症患者不可以服用哪些中药

中药在治疗甲状腺功能亢进症（甲亢）中有一定的作用，但应遵循"西药为主，中药为辅"的原则，含碘中药如牡蛎、昆布、海藻、夏枯草、丹参、玄参、香附、浙贝等应禁忌。

甲状腺功能亢进症患者治愈了还需要忌碘饮食吗

甲状腺功能亢进症（甲亢）是由于多种病因导致甲状腺激素分泌过多而引起的临床综合征。一般来说，甲亢的治疗过程需要2～3年。停药后，轻型甲亢患者中仍有25%的人会再度发病，重型该病患者中甚至有50%的人会复发。复发的甲亢患者经过治疗后，再度发病率也高达75%。复发的病因之一为长期吃含碘较多的食物或药品，碘是甲状腺合成激素的原料，甲状腺合成激素的能力也是随原料的增加而增加的。故甲亢虽然治愈了，在饮食上仍需要限制碘的摄入。尤其沿海城市更加要限制碘应用。

甲状腺功能亢进症患者一定要戒烟和戒酒吗

烟酒不是发生甲状腺功能亢进症（甲亢）的原因，但是烟酒本身具有兴奋刺激作用，不利于甲亢症状控制。甲亢患者存在高血流动力学效应，心脏本身存在一定负担，严重者出现甲亢性心脏病，乙醇（酒精）增加了心脏的负担，会诱发心力衰竭。而吸烟可能会诱发或加重甲亢突眼。除此之外,烟酒也可引起治愈的甲亢复发。

甲状腺功能亢进症患者治疗控制后为什么会体重增加

甲状腺功能亢进症(甲亢)患者在发病时的体重下降是由于高水平的甲状腺激素导致体内新陈代谢加快,患者虽然饮食增加但体重却逐步下降。治疗后,患者甲状腺功能得到控制,高代谢症状缓解,患者体重自然会增加,此时若患者仍保持原来的高能量摄入,体重会明显增加,甚至会出现超重或肥胖。

但是如果体重增加伴有水肿、纳差、乏力、思睡、精神不振时,需警惕药物过量导致的甲状腺功能减退,应及时检查甲状腺功能,及时将药物减量。主要见于有些患者依从性较差,在甲亢治疗中由于工作原因、经济原因或主观原因,减少随访甲状腺功能次数,甚至拒绝随访,抗甲状腺药物没有及时减量导致甲状腺功能减退。

甲状腺功能亢进症患者生活注意事项有哪些

(1)尽量避免各种精神刺激,应善于调整自己,放开胸怀。患者家属应关心、体贴甲状腺功能亢进症(甲亢)患者,给他们创造一个好环境,以树立患者战胜疾病的信心,配合医师的治疗。

(2)因患者多汗,应防止感冒,并应勤换内衣、内裤及床单等。

（3）甲亢伴突眼者，白天应戴墨镜，防止灰尘，晚上涂上眼药膏，防止感染，并覆清洁纱布，必要时在医师建议下予以药物治疗。

（4）严重甲亢或合并心力衰竭或合并严重感染者，应绝对卧床休息，保持居住环境的干净、清静，避免强光，最好是单间。若患者过度紧张或睡眠差，可适当加用镇静安定类药物。

碘盐吃多了是否会引起甲状腺功能亢进症

20世纪90年代国家规定在食盐里加入碘，并且实行盐业专营专卖，也就是说通过正规渠道购买到的食盐里都有强制加入的碘。食盐加碘不好的方面也渐渐暴露出来，过量摄入碘造成的甲状腺功能亢进明显增多，因此，在东部沿海不缺碘的地区，不应该千篇一律地进行加碘治疗。

沿海城市和内陆地区一样需要补碘吗

前几年国家为了补碘，不管内陆还是沿海城市，统一进行了食用盐加碘。其实沿海地区的人有海产品食用，不太会出现缺碘的情况。但是内陆尤其是高山地区的人哪里去食用海产品呢？内陆地区的土壤、江河、湖泊及空气中的碘含量都很低。这些地方出产的粮食、蔬菜、水果以及其他植物的碘含量也很少；饲养出来的家畜、家禽乃至野生动物，体内的碘含量也不多。如果人们长期生活在这样的缺碘环境，又只吃当地产的食物，就会出现碘缺乏的症状。因此，这些地方应该积极补碘。但是沿海城市的空气、土壤、水、动植物、海产品中有丰富的碘，长期的食用高碘盐，不但没有益处，反而会诱发甲状腺功能亢进症（甲亢）或甲状腺功能减退症（甲减）。

体重减轻都是甲状腺功能亢进症吗

甲状腺功能亢进症（甲亢）患者均有不同程度的体重减轻，但体重减轻不是甲亢特有的症状。临床上，体重减轻也可见于糖尿病、结核、肿瘤等疾病，在排除甲亢后需要警惕上述疾病，即使在诊断了甲亢后，必要时仍需与上述疾病鉴别。

进食海产品会不会影响甲状腺功能检测指标

海产品中含有丰富的碘，大量进食海产品后，高碘会暂时性抑制甲状腺激素的合成和释放，此时检测血中的甲状腺激素会减低。但长时间大量进食海产品后，甲状腺适应了高碘对其的抑制，甲状腺合成激素重新加速，一旦高碘对甲状腺释放激素的作用减弱或消失，长期储存在甲状腺内的激素大量释放导致血中甲状腺激素水平升高，因此进食海产品会影响检测指标。

出现甲状腺肿大就要补食大量的碘吗

有很多患者一发现甲状腺肿，就开始补碘，这是非常大的误区。其实前面已经叙述，甲状腺肿不一定是缺碘，甲状腺肿的病因很多，可能是甲状腺功能亢进症（甲亢）、甲状腺腺瘤、甲状腺炎、甲状腺癌、缺碘所致甲状腺肿大、单纯性甲状腺肿等，有些甲状腺疾病补碘后适得其反，反而会加重病情，如甲亢、高功能腺瘤、甲状腺炎等。因此发现甲状腺肿大一定要到医院就诊明确病因。

甲状腺功能亢进症患者需补碘吗

有人认为患了甲状腺功能亢进症（甲亢）就是缺碘，这种想法是混淆了两种疾病即甲亢与单纯甲状腺肿。单纯甲状腺肿多是由碘摄入不足引起的，不具有甲亢的表现。而大部分甲亢患者体内是不缺碘的。碘是合成甲状腺素的一种重要元素，在一定限度内，甲状腺素的合成量随碘剂量的增加而增加。当甲状腺素量超过限度，可抑制甲状腺素的合成和释放，使甲亢患者症状迅速缓解，但这种抑制是暂时性的。如果长期服用高碘食物或药物，则甲状腺对碘的"抑制"作用产生"适应"，甲状腺素的合成重新加速，日积月累，大量积存的甲状腺素释放到血液中，引起甲亢复发或加重。

药物治疗

什么样甲状腺功能亢进症患者可以选择药物治疗

目前治疗甲状腺功能亢进症（甲亢）的方法有3种：抗甲状腺药物、放射性碘及手术治疗。抗甲状腺药物的作用是抑制甲状腺合成甲状腺激素。以下患者可考虑选择药物治疗：① 病情轻、中度患者；② 甲状腺轻、中度肿大；③ 年龄＜20岁；④ 孕妇、高龄者或由于其他严重疾病不适宜手术者；⑤ 手术前或放射碘治疗前的准备；⑥ 手术后复发且不适宜放射碘治疗者。

甲亢药物有哪些？有什么区别

常用的抗甲状腺药物分为两类：硫脲类及咪唑类。可抑制甲状腺激素的合成，但不影响碘的吸收，也不影响已经合成的甲状腺激素的释放，所以不能直接对抗甲状腺激素，只有等已合成的甲状腺激素耗竭后才能发挥作用，故生效缓慢，一般于用药后2～3周或更长时间症状才开始改善，代谢率恢复正常需1～2个月。常见的代表药物分别为丙硫氧嘧啶和甲巯咪唑（他巴唑）。两者有以下几点区别，医师根据甲状腺功能亢进症（甲亢）患者不同情况选用不同药物：

（1）丙硫氧嘧啶具有抑制甲状腺素（T_4）向三碘甲状腺原氨酸（T_3）转化的作用，所以对于甲状腺危象和急需控制症状的甲亢患者首选丙硫氧嘧啶。

（2）丙硫氧嘧啶与甲巯咪唑相比不容易通过胎盘和乳汁，所以对于妊娠和哺乳期妇女，选丙硫氧嘧而不选甲巯咪唑。

（3）丙硫氧嘧啶半衰期为60分钟，1次服药作用时间只能维持6～8小时，所以必须保证6～8小时给药1次；甲巯咪唑半衰期为4～6小时，1次服药作用时间可以维持24小时，所以可以每天单次使用。

（4）甲巯咪唑和丙硫氧嘧啶都可能影响白细胞和肝功能，但后者对白细胞的影响要小一些，所以对有白细胞减少的患者选丙硫氧嘧啶更好。

(5) 甲巯咪唑（他巴唑）可以引起胆汁淤积性黄疸，而丙硫氧嘧啶可以引起药物性肝炎、肝坏死，抗中性粒细胞胞质抗体相关性小血管炎。因此，有黄疸者不要选用甲巯咪唑，肝功能严重损害者不要选用丙硫氧嘧啶。

什么样甲状腺功能亢进症患者可选丙硫氧嘧啶

(1) 三碘甲状腺原氨酸（T_3）型甲状腺功能亢进症（甲亢）：T_3型甲亢为仅有血清T_3增高，促甲状腺激素（TSH）降低的甲状腺毒症，仅占甲亢病例的5%，在碘缺乏地区和老年人群中常见。对这类患者，宜选用丙硫氧嘧啶治疗，因其具有在外周组织抑制甲状腺素（T_4）转换为T_3的独特作用。

(2) 妊娠期甲亢：抗甲状腺药物可以通过胎盘影响胎儿的甲状腺功能，从而影响胎儿的发育。丙硫氧嘧啶不易通过胎盘，初始剂量每日300 mg，维持剂量每日50～150 mg对胎儿是安全的。而甲巯咪唑（他巴唑）偶尔可以引起新生儿头皮发育不全、后鼻孔闭锁、气管-食管瘘，乳头发育不全等，因此，妊娠甲亢患者宜选用丙硫氧嘧啶。

(3) 哺乳期甲亢患者：丙硫氧嘧啶进入乳汁中的量为摄入量的0.025%，乳汁中药物浓度是同期血清浓度的10%，而甲巯咪唑乳汁中的药物量是摄入量的0.1%～0.17%，是丙硫氧嘧啶的7倍。所以哺乳期治疗甲亢，丙硫氧嘧啶应当首选。目前的文献资料显示，哺乳期丙硫氧嘧啶每日300 mg对婴儿是安全的。但是应当监测婴儿的甲状腺功能。

(4) 甲状腺危象：甲状腺危象是甲状腺毒症急性加重的一个综合征，临床上表现为原有的甲亢症状加重，甚至危及生命。因丙硫氧嘧啶较甲巯咪唑起效快，选用前者以更快控制甲亢症状。

(5) 不适合使用甲巯咪唑者：有些患者在使用甲巯咪唑时出现过敏情况、淤胆性肝损害或者治疗效果不佳时，可考虑试换用丙硫氧嘧啶。

什么样甲状腺功能亢进症患者可选甲巯咪唑

有些患者在使用丙硫氧嘧啶出现肝酶升高或者治疗效果不佳时，可考虑选用甲巯咪唑。但是有报道称甲巯咪唑与丙硫氧嘧啶交叉敏感性达50%以上。但对于妊娠及哺乳期甲状腺功能亢进症（甲亢）患者，不宜使用该药。

抗甲状腺药物有哪些不良反应

变态（过敏）反应（如皮肤瘙痒、皮疹、发热、关节痛及血清病等），占1%~5%，多数为一过性；还有对骨髓的影响（如白细胞减少，血小板减少及贫血等），发生率<1%。最常见严重不良反应有3种：① 粒细胞缺乏症：丙硫氧嘧啶和甲巯咪唑（他巴唑）均可以发生，一般多见于治疗前3个月，表现为咽痛、发热、感染。白细胞总数<$3×10^9$/L，中性粒细胞总数<$1.5×10^9$/L，应立即停药。② 药物性肝损害，因此随访肝功能非常重要。③ 抗中性粒细胞胞质抗体阳性血管炎：多见于丙硫氧嘧啶治疗的患者，表现为风疹、发热、肌肉关节酸痛、肾功能损害。应立即停药，用糖皮质激

素治疗。

什么叫白细胞减少症

正常人血中的白细胞总数为 $(4\sim 10)\times 10^9/L$,其中,中性粒细胞为 $(2\sim 7.5)\times 10^9/L$。当血中的白细胞总数低于 $4\times 10^9/L$,而中性粒细胞正常或略减少时,叫做白细胞减少症。此症患者可出现头晕、疲乏、失眠、多梦等症状,少数的此症患者也可以没有症状。

什么叫粒细胞缺乏症

当血中的中性粒细胞绝对值低于 $2\times 10^9/L$ 时,叫做粒细胞减少症。当血中的中性粒细胞绝对值低于 $0.5\times 10^9/L$ 时,叫做粒细胞缺乏症。粒细胞缺乏症的患者往往会突然出现高热、畏寒、咽痛、头痛、关节酸痛等症状,而且全身极度虚弱。由于该类患者机体的抵抗力严重下降,极易发生感染并迅速扩散,所以该类患者的死亡率很高。因此,在抗甲状腺药物治疗过程中血常规的随访极其重要。

甲状腺功能亢进症药物如何减量

开始的时候丙硫氧嘧啶每日为 300～400 mg,每日 3 次服用;甲巯咪唑每日为 30～40 mg,每日 1 次或每日分 3 次服用。经过治疗后甲状腺激素恢复正常或者甲状腺功能亢进症(甲亢)症状缓解后,抗甲状腺药物开始减量,每 2～4 周减量 1 次,丙硫氧嘧啶每次减 50～100 mg,甲巯咪唑(他巴唑)每次减 5～10 mg,待减至最小维持量,继续服用

1.5~2年。在减量期间,至少每月监测甲状腺功能、肝功能和血常规1次,以便及时发现抗甲状腺药物的不良反应,及时调整抗甲状腺药物剂量。

有的甲状腺功能亢进症患者药物治疗过程中为什么脖子会越来越大

有些甲状腺功能亢进症(甲亢)患者经药物治疗后症状缓解而脖子会越来越大,实为甲状腺肿大加重;与之相应的变化还有突眼加重,这并不是甲亢本身加重的结果。在甲亢控制后,原本抑制的垂体促甲状腺素(TSH)升高,由于TSH能够刺激甲状腺表面免疫相关抗原分子的异常表达,TSH的增高可能加重甲状腺的肿大,这就是为什么在甲亢治疗过程中,应尽量避免甲状腺功能减退症(甲减)的发生。出现这种情况,应尽快减少抗甲状腺药物剂量,并加用左旋甲状腺素片,使游离三碘甲状腺原氨酸(FT_3)、游离甲状腺素(FT_4)、TSH尽快恢复到正常水平。

甲状腺功能亢进症药物治疗要多长时间

甲状腺功能亢进症(甲亢)的药物治疗分为3个阶段,即初治期、减量期及维持期。初始期为甲亢症状缓解或甲状腺激素恢复正常的阶段,一般需要1~2个月时间。减量期为甲亢控制后将抗甲状腺药物减量至最小维持量的阶段,一般需要2~3个月。维持期为使用最小维持量控制甲亢的阶段,一般需要1.5~2年。故甲亢的治疗一般疗程为2~3年。

抗甲状腺药物何时可以停用

甲状腺功能亢进症(甲亢)患者是否可以停药取决于很多因素。如果患者的各种临床症状缓解,血清游离三碘甲状腺原氨酸(T_3)、游离甲状腺素(T_4)和促甲状腺激素(TSH)保持正常在半年以上,同时维持期达到1年半至2年时,TSH受体抗体(TRAb)检测正常,患者可以考虑停药,因为在这种情况下停药,甲亢复发的机会明显降低。

甲状腺功能亢进症药物治疗治愈率为多少

抗甲状腺药物治疗是甲状腺功能亢进症(甲亢)的基础治疗。据观察,疗程大于1年半的"长程"治疗,轻、中度甲亢治愈率为60%;小于6个月的"短程"治疗,其治愈率为40%。

影响甲状腺功能亢进症患者药物治疗效果的因素有哪些

药物治疗甲状腺功能亢进症(甲亢)的预后影响因素有:① 年龄。小于30岁和大于40岁者,较30~40岁者易于复发;年轻人和儿童容易复发。② 性别。男性较女性复发机会多。③ 碘。食物中含碘的量增多和含碘的药物使复发增多。④ 妊娠。妊娠是引起复发的因素。⑤ 甲状腺肿大。肿大明显者复发率高。⑥ 甲状腺激素水平。甲亢起病时,三碘甲状腺原氨酸(T_3)水平升高幅度大者,比增高幅度小者易于复发。⑦促甲状腺激素（TSH）受体抗体（TRAb）。在治疗以后，TSH受体抗体持续增高是复发的重要标志。⑧血中TSH水平。停药时TSH水平仍然减低者，容易复发。甲亢患者治疗中影响的因素很多，许多因素常先后或同时起作用。

妊娠期甲状腺功能亢进症患者抗甲状腺药物的使用方法是怎样的

妊娠期甲状腺功能亢进症（甲亢）患者尽可能在短的时间内控制症状，使甲状腺功能恢复正常，同时保证胎儿和母亲无并发症的发生。抗甲状腺药物剂量应当尽可能减小，将血清游离甲状腺素（FT_4）维持在正常的1/3就可以了。开始剂量100 mg，每日3次，2～4周检查1次甲状腺功能，临床症状和甲状腺功能出现改善，抗甲状腺药物剂量应当减半。

哺乳期抗甲状腺药物使用方法是怎样的

哺乳期抗甲状腺药物应用，可以婴儿先哺乳，然后再服用丙硫氧嘧啶，2～4小时后再进行下一次哺乳。

有肝肾功能不全的患者药物治疗有哪些注意事项

抗甲状腺药物主要在肝脏代谢，肾脏排泄，因此有肝肾功能不全的患者，尽量选用 ^{131}I 治疗。如果患者坚持要用药物治疗,药物剂量应酌减,用药的间隔时间也应适当延长。使用抗甲状腺药物过程中,更应密切随访肝肾功能。

甲状腺功能亢进症患者为什么要服用β受体阻滞剂

抗甲状腺药物治疗是利用硫脲类药物抑制甲状腺激素的合成,但该类药不抑制甲状腺摄碘和已经合成激素的释放,因此在治疗初期1~2个月应加用β受体阻滞剂,如普萘洛尔(心得安)、美托洛尔(倍他乐克)等。β受体阻滞剂主要有以下作用:① 抑制甲状腺激素对心脏的兴奋作用,减慢心率;② 抑制外周组织甲状腺素(T_4)向三碘甲状腺原氨酸(T_3)转化。这有利于较快控制甲亢的临床症状。对于有支气管疾病者,不适合服用普萘洛尔,可服用美托洛尔。当甲状腺激素水平明显降低,接近正常时,就应该停用β受体阻滞剂。

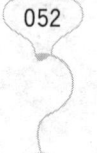

长期服用抗甲状腺药物对身体有损害吗

抗甲状腺药物的常见不良反应为过敏、白细胞下降及肝功能损害。但甲状腺功能亢进症(甲亢)本身因为免疫功能紊乱或者高浓度的甲状腺激素的毒性作用致部分患者血白细胞下降和肝功能损害,这在抗甲状腺药物治疗后这些损害反而减轻或消失。这些不良反应主要出现在初始治疗的2~3个月。一般来说,在甲亢的初始治疗期末出现明显药物不良反应,那么在后期治疗中随着药物的减量,安全性更高,故长期服用甲亢药物对身体影响不大。

甲状腺自身免疫性指标与药物疗效有关吗

甲状腺功能亢进症(甲亢)与自身免疫有关,甲亢患者甲状腺过氧化物酶抗体(TPOAb)、甲状腺球蛋白抗体(TGAb)阳性率>50%。当病情缓解时 TPOAb、TGAb 水平下降,复发时又回升,其阳性率高低与病程长短和病情有关。临床研究证明,甲亢患者血清 TPOAb、TGAb 的浓度可影响治疗效果,TPOAb、TGAb 阳性患者治疗缓解率和治愈率均高于阴性患者,且 TPOAb、TGAb 阳性患者治疗后易发生甲状腺功能减退,因此对于 TPOAb、TGAb 持续强阳性或持续上升的甲亢患者,要慎重选择治疗方案,选择手术或 ^{131}I 放射性核素治疗要权衡利弊,否则容易造成不可逆的永久性甲状腺功能减退。

长期服用甲状腺功能亢进症药物的患者应该定期检查哪些指标

甲状腺功能亢进症(甲亢)患者在治疗过程中,应定期检查以下指标:

(1)甲状腺功能:每隔 4 周应做 1 次甲状腺功能如游离三碘甲状腺原氨酸(FT_3)、游离甲状腺素(FT_4)、促甲状腺激素(TSH)检测,到维持治疗阶段 2～3 个月检查 1 次甲状腺功能。

(2)血常规:治疗前做 1 次血常规,初始治疗阶段第 1 个月,每 1～2 周检查 1 次血常规,以后每 1 个月检查 1 次血常规,到维持治疗阶段,每 2～3 个月检查 1 次血常规。

(3) 肝功能：治疗前做 1 次肝功能检查，如果在用药前就有肝功能异常，多半是甲亢本身所致，此时不必停药，随着甲亢的控制，患者的肝功能可随之恢复正常；如果患者用药前肝功能正常，用药过程中出现肝功能异常，则是药物性肝损害，此时应及时停药改用其他治疗方法。初始治疗阶段第 1 个月，每 2 周检查 1 次肝功能，以后每 1 个月检查 1 次肝功能，到维持治疗阶段，每 2～3 个月检查 1 次肝功能。

(4) TSH 受体抗体（TRAb）：甲亢治疗过程中 TRAb 浓度逐步转低或正常，这种甲亢患者停药后不容易复发。因此，TRAb 是抗甲状腺药物治疗停药的指针。治疗前做 1 次 TRAb 检查，停药前检测 1 次 TRAb。

抗甲状腺药物治疗期间自己如何判断用药量

在抗甲状腺药物治疗期间，如果甲状腺功能亢进症（甲亢）症状明显好转，可以根据以下情况逐步调整药物剂量：

(1) 治疗期游离三碘甲状腺原氨酸（FT_3）、游离甲状腺素（FT_4）均已正常，促甲状腺激素（TSH）仍然低于正常，抗甲状腺药物可以开始减量；减药期 TSH 始终低于正常，应该延长抗甲状腺药物减药间隔时间。

(2) 治疗期间 FT_3、FT_4 低于正常，TSH 高于正常，抗甲状腺药物应该立即减量。

(3) 治疗期间 FT_3、FT_4 仍然高于正常，TSH 低于正常，抗甲状腺药物维持原剂量一段时间，再检测甲状腺激素水平。

(4) 治疗期间 FT_3、FT_4 正常，TSH 高于正常，抗甲状腺药物也应该及时减量。

用药物难以控制的甲状腺功能亢进症如何治疗

经过抗甲状腺药物治疗仍然反复发作的甲状腺功能亢进症(甲亢)患者,应该改用其他治疗方式:

(1) ^{131}I放射性核素治疗:此法方便、安全,治愈率达85%～90%以上。复发率低,约2%,是近年来一些国家更多采用的方法。

(2)手术治疗:抗甲状腺药物治疗,甲状腺激素水平正常后,可以行甲状腺次全切除术,治愈率达90%以上,手术后的并发症不多。

(3)甲状腺栓塞治疗:国内外用的均较少,主要用栓塞剂阻断甲状腺动脉,使甲状腺产生坏死和纤维化,从而降低甲状腺激素水平。

甲状腺功能亢进症药物治疗后复发患者还能用药物治疗吗

抗甲状腺药物经过长期规则治疗后的长期缓解率为40%～60%。甲状腺功能亢进症(甲亢)药物治疗的复发患者是可以继续药物治疗的,不过减量期以及维持期需要延长。对于反复复发的甲亢患者,促甲状腺激素受体抗体(TRAb)持续阳性的患者,可能需要终身服药。

服药期间出现什么情况应立即去医院就诊

甲状腺功能亢进症(甲亢)患者服药期间,如发生发热、不适、牙龈炎、咽喉痛等症状时,应立即到医院就诊,并立即停药,这种情况往往提示白细胞减少或粒细胞缺乏,可以加用粒细胞集落刺激因子和糖皮质激素类药物缩短恢复时间,不建议再次使用同种药物和其他硫脲类药物。

甲状腺功能亢进症复发的原因是什么

导致甲状腺功能亢进症(甲亢)复发的常见原因有:

(1)服药量不足、间断用药或停药过早,疗程不够。

(2)患者突然患了感冒、扁桃体炎、腹泻等疾病是复发的常见原因之一。

(3)精神生理因素:患者突然遭遇了外伤、车祸、亲人亡故、考试成绩不理想、月经不调或怀孕等对精神刺激较大的事故。

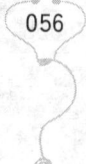

(4)饮食不节:患者过度饮酒、吸烟,长期吃含碘较多的食物或药品等。

(5)甲状腺肿大Ⅲ度以上、杂音明显且长期不消失的青年女性患者。

(6)经正规治疗2个月以上,患者的甲状腺功能仍达不到正常水平,特别是促甲状腺激素(TSH)始终低于正常者。

(7)患者有甲亢家族史,或因工作紧张得不到休息,或因经常值夜班使其长期处于疲劳状态。

如何防止甲状腺功能亢进症复发

为了防止甲状腺功能亢进症(甲亢)停药后复发,所有甲亢患者应该做到以下几点:

（1）要认真克服上述能引起甲亢复发的原因。

（2）患者在治疗甲亢时要足量按疗程服药，每月要检查1次甲状腺功能，半年后可每3个月检查1次，并根据症状和甲状腺功能来调节用药的剂量。

（3）在服用维持量的抗甲状腺药物期间，若遇情绪波动或环境剧烈变化时，患者应改为按控制量服1个月，然后再继续按维持量服药。

（4）甲亢停药以后，并非无"后顾之忧"了。即使经过长达1年半到2年的治疗，停药后1年内仍可有40%的人复发。即使促甲状腺激素受体抗体（TRAb）阴性才停药者，复发机会也接近20%。因此甲亢患者在停药后1年内，应每6~9个月复查1次游离三碘甲状腺原氨酸（FT_3）、游离甲状腺素（FT_4）、促甲状腺激素（TSH）和TRAb，以后1~2年复查1次。

（5）甲亢患者在治愈停药后相当长的一段时期内要做到生活有规律，避免情绪剧烈波动。

（6）轻型的甲亢复发患者可以继续使用抗甲状腺药物治疗，但疗程也需延长到3年以上。

（7）甲状腺肿大在Ⅲ度以上的甲亢复发患者最好实行手术治疗或^{131}I放射性核素治疗，否则容易再度发病。

哪些甲状腺功能亢进症患者通过药物治疗容易治愈

弥漫性甲状腺肿伴甲状腺功能亢进症（甲亢）患者以下几种情况容易通过药物治愈。

（1）三碘甲状腺原氨酸（T_3）型甲亢。

（2）抗甲状腺药物治疗过程中甲状腺明显减小。

（3）用较小抗甲状腺药物剂量就可以控制病情者。

（4）病情控制后甲状腺功能始终正常。

（5）抗甲状腺药物治疗期间，促甲状腺激素水平始终正常。

（6）促甲状腺激素受体抗体（TRAb）在治疗过程逐步转阴性。

甲状腺功能亢进症药物治疗的误区

抗甲状腺药物是一种激素吗

抗甲状腺药物是抑制甲状腺激素合成的一类药物，本身不是激素。但是用药过程中，由于其抑制了甲状腺激素的合成，甲状腺功能亢进症（甲亢）患者的高代谢和高消耗会明显改善，体重会明显升高，但是甲亢患者常常误认为抗甲状腺药物是一种激素。

甲状腺功能亢进症治疗过程中剂量可以一成不变吗

部分甲状腺功能亢进症（甲亢）患者，由于缺乏甲亢知识或经济原因，首次到医院就诊抗甲状腺药物治疗后，再也没有在内分泌门诊随访，这是非常危险的。服用甲亢治疗过程分为初治期、减量期及维持期。初治期时药物剂量最大，维持期仅以小剂量药物治疗。甲亢治疗过程中应逐步减量，剂量一成不变容易造成甲状腺功能减退症（甲减）。

甲状腺功能亢进症药物治疗过程中出现甲状腺功能减退症是否是治疗的失败

甲状腺功能亢进症（甲亢）药物治疗中出现甲状腺功能减退症（甲减）一般是由于抗甲状腺药物剂量相对较大引起的，只要将甲亢药物及时减量，甲状腺功能可以逐渐恢复。除非患者合并桥本甲状腺炎，此时除停用抗甲状腺药物外，可能需要加用左旋甲状腺素片维持正常甲状腺激素。所以甲亢药物治疗中出现甲减并不是治疗的失败。

甲状腺功能亢进症指标正常了就可以停药吗

有些甲状腺功能亢进症（甲亢）患者服药2～3个月后自觉症状好转，开始嫌每天多次服药麻烦或怕多吃药对身体器官不好，就自行停药。实际上甲亢患者的临床症状，如怕热、心悸、出汗等，通过抗甲状腺药物治疗，2～4周很快缓解，甲亢指标也逐步恢复正常，但患者血中的促甲状腺激素受体抗体（TRAb）转阴的时间较之临床的缓解晚10个月左右，过早停药容易导致甲亢复发。一般建议维持量阶段，再服用1.5～2年后，停药比较好。

治疗甲状腺功能亢进症药物可以吃吃停停吗

甲状腺功能亢进症（甲亢）的药物治疗需要规律、长程服药。甲亢药物吃吃停停影响了甲亢的治疗效果，导致甲亢复发以及延长治疗的时间。

抗甲状腺药物治疗过程中为何必须随访肝功能、血常规

在甲状腺功能亢进症（甲亢）药物治疗过程中，大部分患者会按时检查甲状腺功能、血常规和肝功能，但是极少数会从来不随访肝功能和血常规。殊不知这是非常危险的，前面已经叙述，抗甲状腺药物最常见的不良反应是引起皮疹、肝功能损害和白细胞减少，尤其在开始治疗的头3个月内，但是由于早期肝功能损害和白细胞减少没有任何症状，但是一旦发生严重的肝功能损害和粒细胞缺乏症，那是非常危险的。甲亢复发者，即使原先服用抗甲状腺药物没有任何不良反应，再开始服药早期也可能会发生白细胞减少和肝功能损害，因此，同样需要监测肝功能和血常规。由此可见，在甲亢治疗过程中千万不要忽视肝功能和血常规随访。

131碘放射性核素治疗

131碘放射性核素为什么能用于甲状腺功能亢进症治疗

人体食入碘后几乎全部被甲状腺组织吸收，利用甲状腺的这个特点，可以让甲状腺功能亢进症（甲亢）患者服

用[131]碘，[131]碘会被甲状腺组织几乎全部吸收并在其中释放出β线，β线会破坏滤泡上皮细胞而减少甲状腺激素的分泌，又由于β线在组织内的射程约为2 mm，所以这种破坏只局限在甲状腺组织，不会累积甲状旁腺及其他毗邻组织。甲状腺受到长时间的集中照射，其腺体被破坏逐渐坏死，变为结缔组织，从而降低甲状腺组织分泌甲状腺激素，使得甲亢患者得以治愈，所以有人将[131]碘放射性核素治疗称之为"不开刀、不流血、无痛苦的手术"。另外，[131]碘也能抑制甲状腺内淋巴细胞的抗体生成，加强了治疗效果。

什么样的甲状腺功能亢进症患者可以用[131]碘放射性核素治疗

[131]I放射性核素治疗对多数甲状腺功能亢进症（甲亢）患者都是合适的，在美国及加拿大，[131]I放射性核素治疗是年龄大于21岁格雷夫斯病（Graves disease）甲亢患者的首选方法。我国的适应证较为保守：中度甲亢；年龄25岁以上；抗甲状腺药物无效或对抗甲状腺药物过敏；不易手术或不愿接受手术者等适合接受[131]I放射性核素治疗；甲亢手术后复发；甲亢性心脏病或甲亢伴其他病因的心脏病；甲亢合并白细胞和（或）血小板减少、全血细胞减少；甲亢合并一定程度的肝、肾等脏器功能损害；老年甲亢；甲亢合并糖尿病；毒性多结节性甲状腺肿、自主功能性甲状腺结节合并甲亢。对于并有活动期甲亢眼病的患者进行[131]I放射性核素治疗需谨慎，如要治疗，可考虑预防性的使用糖皮质激素。关于对青少年是否应采用[131]I放射性核素治疗目前意见有分歧：大部分人认为5～10岁以下儿童应避免[131]I放射性核素治疗，国内多数学者将年龄段限在20岁以上，其原因

是担心年轻人对^{131}I敏感,易产生早发甲状腺功能减退症(甲减)和甲状腺恶变等。国外已将^{131}I放射性核素治疗的年龄拓宽至儿童及青少年,美国甲状腺毒症研究协作组(CTSG)对儿童格雷夫斯(Graves)病甲亢^{131}I放射性核素治疗随访材料表明,用较高治疗剂量(100~200 μCi/g)后,没有发现甲状腺肿瘤的增加。至于年轻人对^{131}I敏感,甲状腺功能减退症(简称甲减)发生率高的问题,多数学者认为,甲减是甲亢自然病史的一部分,并认为甲减临床易诊断,没有短期内的病理生理后果,而且容易治疗,而迅速控制甲亢,有利于儿童和青少年生长、发育和整体的生活质量,权衡利弊,可以选用^{131}I放射性核素治疗。

什么样的甲状腺功能亢进症患者不能做^{131}碘放射性核素治疗

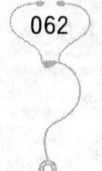

有以下情况的甲状腺功能亢进症(甲亢)患者不能做^{131}I放射性核素治疗:① 妊娠期;② 哺乳期;③ ^{131}I示踪剂量测定有效半衰期大于3天,可暂不作^{131}I放射性核素治疗;④ 甲状腺不能摄取碘者;⑤ 甲亢危象。而对于胸骨后甲状腺肿或合并有内分泌性突眼,是^{131}I放射性核素治疗的相对禁忌证。对合并有严重心、肝、肾功能不全或活动性肺结核者以及外周血白细胞低于$3×10^9$/L或中性粒细胞低于$1.5×10^9$/L的患者要选择合适的治疗时机。

^{131}碘放射性核素治疗国内外用得多吗

美国临床内分泌医师协会(AACE)和美国甲状腺学会

(ATA)于1995年发表的甲状腺功能亢进症(甲亢)治疗指南中将 ^{131}I 放射性核素治疗作为治疗甲亢的首选方法。在几乎所有类型的甲亢治疗中，^{131}I 被认为是安全和合适的。在美国69%的成人患者采用 ^{131}I 放射性核素治疗，欧洲为22%，而日本为11%。但观点也在改变。现在欧洲的医师，对于复发危险增加、甲状腺体积增大、甲状腺抗体水平升高的甲亢患者，已用 ^{131}I 放射性核素治疗作为首选治疗。对于甲状腺有自主功能性结节合并甲亢的患者，^{131}I 放射性核素治疗是最好的选择。据英国皇家内科医师协会报道，英国每年用 ^{131}I 放射性核素治疗甲亢约10 000例。欧洲一些国家还用 ^{131}I 放射性核素治疗有选择性地治疗非毒性结节性弥漫性甲状腺肿，效果较好。

^{131}碘放射性核素治疗与药物治疗相比有什么优点

^{131}I 放射性核素治疗甲状腺功能亢进症(甲亢)与药物治疗相比具有疗效好、复发率低、方法简便、疗程短、价格较低等优点，对合并肝功能受损、白细胞降低、药物过敏等患者 ^{131}I 放射性核素治疗应该是首选。但其最大的缺点是发生甲状腺功能减退和突眼加重，其中甲状腺功能减退是 ^{131}I 放射性核素治疗甲亢最常见的并发症。尽管 ^{131}I 放射性核素治疗甲亢后甲状腺功能减退发生率较高，突眼改善较差，但其甲亢治愈率明显高于抗甲状腺药物治疗，复发率低于抗甲状腺药物治疗，发生肝功能受损、白细胞降低等的概率均低于抗甲状腺药物治疗，因此越来越被广泛应用甲亢的治疗。

¹³¹碘放射性核素治疗前要注意什么

¹³¹I放射性核素治疗前要注意的是，禁用可能影响甲状腺吸碘功能的食物、药物（如含碘、溴、氟等丰富的食物和药物）2周以上，停用抗甲状腺药物2～3周以上。但是对于已经有严重甲状腺功能亢进症（甲亢）性心脏病或重度甲亢患者，英国推荐先用抗甲状腺药物治疗，甲状腺激素水平正常后，停用抗甲状腺药物2天后，进行¹³¹I放射性核素治疗，治疗后3天，继续用抗甲状腺药物治疗。

¹³¹碘放射性核素治疗前要做哪些检查

依据¹³¹I放射性核素治疗甲状腺功能亢进症（甲亢）的适应证进行必要的实验室检查，包括血常规、肝功能、肾功能、血糖等，还有心电图等相关检查。有一点需注意就是育龄期妇女要做尿妊娠试验，排除受孕的可能，因为妊娠期是禁忌证。禁用可能影响甲状腺吸碘功能的食物、药物（如含碘、溴、氟等丰富的食物、药物）2周以上，停用抗甲状腺药物2～3周以上；作甲状腺扫描、吸碘率测定，以估计所需的¹³¹I剂量。

¹³¹碘放射性核素治疗近期有什么不良反应

服¹³¹I放射性核素后大多数甲状腺功能亢进症（甲亢）

患者无不良反应发生，只有少数患者可能出现食欲差、口干、恶心、皮肤瘙痒以及甲状腺局部胀痛，一般在数天后可自行消失，无需特殊护理。可服用一些对症药物，如维生素B族、β受体阻滞剂及糖皮质激素等，口含维生素C或酸性食物，以保护唾液腺、腮腺。个别患者在治疗后7~10天可能出现放射性甲状腺炎，可用非类固醇抗炎药物如布洛芬（芬必得）等和糖皮质激素。极少部分可能出现甲状腺危象和突眼恶化。

^{131}碘放射性核素治疗远期有什么不良反应

^{131}I放射性核素治疗的远期不良反应主要是甲状腺功能减退，也是^{131}I放射性核素治疗主要的并发症。国内报告甲状腺功能减退症（甲减）发生率约为10%，晚期达到59.8%。核医学和内分泌学专家都一致认为，甲减是^{131}I放射性核素治疗难以避免的结果，所以有学者不认为甲减是^{131}I放射性核素治疗的不良反应，而是甲亢自然病程的一部分。

^{131}碘放射性核素治疗对其他脏器的影响是什么

^{131}I放射性核素治疗由于存在放射性，所以很多患者存在很大的顾虑，例如是否具有致癌、致畸、抑制骨髓造血的危险等。事实上前面已经叙述，^{131}I放射性核素进入人体后，在除甲状腺外的其余脏器内存留量很少，因而由^{131}I放射性核素治疗剂量所致的其他脏器的损害几乎没有。美国甲亢随访研究协作组于1998年报道^{131}I放射性核素治疗甲

亢23 135例、手术或抗甲状腺药物治疗甲状腺功能亢进症（甲亢）12 458例，结果发现癌症的发生率没有升高。英国用^{131}I放射性核素治疗了7 417例甲亢患者，随访结果癌症的发生率未见升高，生育能力也没有影响。因此，^{131}I放射性核素治疗对其他脏器没有影响。

^{131}碘放射性核素治疗的起效时间如何

甲状腺功能亢进症（甲亢）患者^{131}I放射性核素治疗后，患者通常2周左右出现疗效，症状逐渐缓解，甲状腺缩小，体重增加，2～3个月后症状基本消失，甲状腺明显缩小，部分病例其治疗作用可持续半年以上。

影响^{131}碘放射性核素治疗甲状腺功能亢进症的预后因素有哪些

影响^{131}I放射性核素治疗甲状腺功能亢进症（甲亢）的预后因素主要有以下方面。

（1）^{131}I放射性核素治疗的剂量：甲亢患者所接受的^{131}I放射性核素治疗的剂量直接影响治疗的结果，甲亢的治愈率随剂量的加大而增加，但同时随着剂量的增大，甲状腺功能减退症（甲减）的发生率也随之增高。

（2）抗甲状腺药物（ATD）：抗甲亢药物对于^{131}I放射性核素治疗结果的影响存在争议。一些研究已经表明，在^{131}I放射性核素治疗前后使用抗甲亢药物会有相关的碘抵抗发生。因此，使用抗甲状腺药物时间久者，^{131}I放射性核素剂量宜偏大。所以，^{131}I放射性核素治疗前没有服用过抗甲状腺药物的患者疗效更好。

(3) 甲状腺重量：甲状腺重量的确定，直接关系到 ^{131}I 放射性核素剂量的多少，但目前还没有一种公认的、准确的测定甲状腺重量的方法。

(4) 甲状腺摄取碘的能力：甲状腺摄取 ^{131}I 放射性核素的能力是直接影响治疗结果的重要因素。因此，甲状腺摄取 ^{131}I 放射性核素测定准确与否，直接关系到甲亢治疗的成败。

(5) 甲状腺球蛋白抗体和甲状腺微粒体抗体：很多学者认为血清中甲状腺球蛋白抗体和甲状腺微粒体抗体高者，易在 ^{131}I 放射性核素治疗后出现甲减。

^{131}碘放射性核素治疗后生活上要注意什么

治疗当日早晨应空腹，服 ^{131}I 后嘱患者 2 小时后方可进食，以免影响 ^{131}I 的吸收。服 ^{131}I 后 72 小时尿中可排出一定量的放射性 ^{131}I，为了不使周围发生放射性环境污染和不必要的电离辐射，应鼓励患者多饮水，不要随地大小便，将尿液收集，经 5～10 个半衰期放置衰变然后排入下水道。2 周内嘱患者注意休息，防止着凉、感冒，避免重体力劳动，并注意饮食，多食营养丰富、高蛋白的食物，避免任何精神刺激。^{131}I 放射性核素治疗后 2 周内禁用碘剂、溴剂以及含碘的食物，以免影响吸收而降低疗效。依据服 ^{131}I 剂量的大小，患者在 1～2 周内与家人接触时保持 1～2 m 以上的距离，进行必要的防护，尤以不要接触婴幼儿、孕妇。与他人用餐时要使用公共餐具。可服用一些对症药物，如维生素 B、β 受体阻滞剂及糖皮质激素等，口含维生素 C 或酸性食物，以保护唾液腺、腮腺。

¹³¹碘放射性核素治疗后如何随访

¹³¹I放射性核素治疗后的随访，对于疗效的观察及甲状腺功能减退症（甲减）的早期发现意义重大，一般治疗后在1、3、6个月随访甲状腺功能，甲状腺功能亢进症（甲亢）治愈后每年随访1次，发现甲状腺功能减退及时进行甲状腺激素替代治疗会取得满意的疗效。如果¹³¹I放射性核素治疗无效，6个月后进行第二次¹³¹I放射性核素治疗，但其剂量应较首次治疗剂量增加1/3～1/2。

¹³¹碘放射性核素治疗后出现什么情况应立即去医院

如出现高热、乏力、烦躁不安、大汗、心率增快、呕吐、腹泻、谵妄、血压下降、休克或昏迷，应立即到医院看医师。

¹³¹碘放射性核素治疗后多久可以怀孕

育龄妇女在接受¹³¹I放射性核素治疗6个月后可以怀孕。

¹³¹碘放射性核素治疗甲状腺功能亢进症合并甲状腺过氧化物酶抗体和甲状腺球蛋白抗体阳性的患者更易患甲状腺功能减退症吗

甲状腺过氧化物酶抗体（TPOAb）和甲状腺球蛋白抗体（TGAb）阳性主要用于诊断慢性淋巴细胞性甲状腺炎（桥

本病),阳性率可大于90%,其存在反映了甲状腺内有炎症反应,存在淋巴细胞浸润及淋巴滤泡形成,可抑制甲状腺激素的合成。甲亢患者中约60%的患者这两种抗体可以呈阳性,而且这种甲亢患者[131]I放射性核素治疗后发生甲减的概率比抗体阴性的患者明显增高。

甲状腺功能亢进症合并突眼的患者可以用[131]碘放射性核素治疗吗

[131]I放射性核素治疗对甲状腺功能亢进症(甲亢)合并突眼的患者的作用目前尚有争议。国外研究报道[131]I放射性核素治疗前轻度眼病者治疗后约7%发生恶化,而治疗前中或重度者有33%发生恶化。有研究比较了[131]I放射性核素治疗、抗甲状腺药物治疗、外科手术治疗后,发现发生突眼或原有突眼加重的概率分别为33%、10%和16%。综合国内外目前文献,合并甲亢突眼的患者,尽量不要选用[131]I放射性核素治疗。

甲状腺功能亢进症合并肝功能不全的患者可以用[131]碘放射性核素治疗吗

甲状腺功能亢进症(甲亢)性肝损害大多为轻至中度,与甲亢严重程度呈正相关。临床表现大多轻微,如厌油腻、纳差等,严重时可出现黄疸,肝脾肿大,肝功能明显异常。多数学者认为甲亢性肝病多见于甲亢病程长、年龄大而病情较重又长期未得到合理治疗的患者。对于抗甲状腺药物引起的肝脏损害或甲亢合并已有肝脏疾病的患者,应该首选[131]I放射性核素治疗。[131]I放射性核素治疗甲亢能在短时间内治愈，对肝功能不会损害，同时，随着甲亢得到控制或治愈，患者体内甲状腺激素水平逐渐恢复正常或明显降低，终止和减少了对肝功能的直接损害。

甲状腺功能亢进症合并肾功能不全的患者可以用 ^{131} 碘放射性核素治疗吗

甲状腺功能亢进症（甲亢）合并肾功能不全的患者可以做 ^{131}I放射性核素治疗，尤其是轻、中度肾功能不全的甲亢患者，但肾功能严重受损时应避免使用，因为90%的 ^{131}I由肾排出。

甲状腺功能亢进症合并白细胞降低的患者可以用 ^{131} 碘放射性核素治疗吗

甲状腺功能亢进症（甲亢）伴发白细胞减少发生机制可能与下述因素有关：① 过多的甲状腺激素可能对骨髓造血功能有抑制作用；② 药物对骨髓的细胞毒副作用；③ 药物致免疫反应产生粒细胞抗体，导致粒细胞减少或缺乏；④ 遗传因素；⑤ 格雷夫斯病甲亢为自身免疫性疾病，可伴有白细胞或血小板减少，这类患者刚确诊时即有白细胞减少，经抗甲状腺药物治疗后白细胞往往可以回升。对于抗甲状腺药物治疗后出现白细胞减少的患者，应及时选用 ^{131}I放射性核素治疗。^{131}I放射性核素治疗甲亢时，骨髓对碘的吸收剂量极少，不会引起白细胞及粒细胞继续下降，所以 ^{131}I放射性核素可以用于治疗甲亢合并白细胞降低的患者。但是 ^{131}I放射性核素治疗前应首先升高白细胞的药物，将白细胞升高到 $>3×10^9$/L。

甲状腺功能亢进症合并心脏功能不全的患者可以做 ^{131} 碘放射性核素治疗吗

甲状腺功能亢进症（甲亢）合并心脏功能不全使甲亢患者住院率增加。^{131}I 放射性核素治疗安全、简便，是治疗甲亢合并心脏功能不全的有效方法。有研究显示甲亢合并心脏功能不全的患者在经过 ^{131}I 放射性核素治疗后 6 个月，症状大多数完全缓解。尤其对甲亢合并心房纤颤疗效确切，是 ^{131}I 放射性核素治疗的适应证。但是用 ^{131}I 放射性核素治疗前，一定要先用抗甲状腺药物治疗，将甲状腺激素控制在正常范围。

甲状腺功能亢进症合并周期性麻痹的患者可以做 ^{131} 碘放射性核素治疗吗

甲状腺功能亢进症（甲亢）合并周期性麻痹多属于低钾周期性麻痹，多发生于亚洲国家，尤以中国和日本发病率较高，多见于青壮年男性。对于肢体周期性麻痹为首发症状的甲亢患者，首诊多为急诊就医，掩盖了甲亢的临床表现。治疗周期性麻痹的关键在于尽快控制甲亢，积极补钾，避免高糖饮食和糖皮质激素的使用。^{131}I 能放射 β 射线，使甲状腺激素分泌减少，甲状腺内淋巴细胞产生抗体减少对甲亢合并周期性麻痹有明显的治疗作用。有研究表明，对于甲亢合并周期性麻痹患者，^{131}I 放射性核素治疗效果显著。但是在甲状腺激素水平正常前，要积极补钾，同时应密切监测血钾水平。

^{131}碘放射性核素治疗后复发率高吗

^{131}I放射性核素治疗后复发率远远小于药物治疗后复发率（50%~60%），复发率小于1%。第一次^{131}I治疗后6个月，部分患者如病情需要可做第二次治疗。但是甲状腺功能减退症（甲减）的发生率是比较高的。

^{131}碘放射性核素治疗是否会引起遗传性损害

^{131}I放射性核素治疗甲状腺功能亢进症（甲亢）是否引起遗传损害是普遍关心的问题。治疗量的^{131}I放射性核素很少停留在甲状腺以外的其他组织和器官，对男女生殖器官不会影响。相反，^{131}I放射性核素治疗后随着甲亢的好转，生育能力亦可恢复。国内外研究证实，^{131}I放射性核素治疗儿童和青年甲亢，患者成年后生育能力不会降低。

^{131}碘放射性核素治疗后甲状腺癌发生率会增加吗

^{131}I放射性核素治疗是否发生甲状腺癌发病率增高问题，一直困扰着医疗界，其原因是日本原子弹受害幸存者，由于爆炸空气中X、γ射线的急性照射，甲状腺癌的发病率有所增加。但是美国甲状腺毒症研究协作小组（CTSG）和瑞典同行，对36 050例^{131}I放射性核素治疗后的患者，进行流行病学调查，发现^{131}I放射性核素治疗后，患者受到较高剂量的照射，甲状腺癌发生率没有增加。

¹³¹碘放射性核素治疗后是否增加白血病的发病率

国外 1960~1979 年共报道 ¹³¹I 放射性核素治疗甲状腺功能亢进症（甲亢）后发生白血病 23 例，国内至 1986 年共报道 5 例，均小于一般人群白血病的发病率 3.65~4.13/10 万。所以不会增加白血病的发病率。

¹³¹碘放射性核素治疗甲状腺功能亢进症会影响患者的下一代吗

性腺受 3cGy（相当于钡剂灌肠或子宫输卵管造影时性腺受到的照射剂量）照射后，遗传损害的危险度为 4.8/10 万活胎，即 0.004 8%，比自发畸形危险度 0.8%小于 2 个以上数量级。国内已报道对 148 名女性甲状腺功能亢进症（甲亢）患者经 ¹³¹I 放射性核素治疗后随访 2~22 年，后代发育良好。所以可以说 ¹³¹I 放射性核素治疗甲亢是不会影响患者的下一代的。

¹³¹碘放射性核素治疗甲状腺功能亢进症后会发生甲状腺功能减退症吗

国外大部分学者认为甲状腺功能减退症（甲减）是 ¹³¹I 放射性核素治疗甲状腺功能亢进症（甲亢）的目的，而不是治疗的并发症。我国主张对 ¹³¹I 放射性核素的治疗剂量个体化，尽可能减少甲减的发生。如果出现甲减，只要用左旋甲状腺素钠片治疗，使甲状腺功能保持正常，患者就可以正常生活、工作和学习，对于育龄妇女，可以妊娠和分娩。此外，部分甲减患者随着甲状腺功能正常，可以停用左旋甲状腺素钠片。一些需要用^{131}I放射性核素治疗的甲亢患者因顾虑发生甲减，不愿用^{131}I放射性核素治疗，导致长期因病不能正常工作，生活质量低下，或合并心房颤动（房颤），或发生脑梗死性偏瘫甚至因甲亢性心脏病而猝死，这实在是认识上的误区造成的苦果。

手术治疗

哪些甲状腺功能亢进症患者可以做甲状腺手术治疗

（1）甲状腺功能亢进症（甲亢）患者长期药物治疗效果欠佳或反复发作，或出现严重药物不良反应而又不适合或不愿意行^{131}I放射性核素治疗。

（2）伴巨大甲状腺肿或有压迫表现或胸骨后甲状腺肿。

（3）伴有甲状腺结节，疑有恶变。

（4）碘甲亢，药物治疗效果欠佳，^{131}I放射性核素治疗亦往往难以奏效。

（5）伴重度甲亢眼病，甲状腺也较大。此时^{131}I放射性核素治疗可加重甲亢眼病，故多数学者主张经抗甲亢药物控制症状后，采用手术治疗，认为甲状腺全切除优于甲状腺次全切除，因前者可避免甲亢复发。

（6）对于儿童及青少年，由于顾虑^{131}I放射性核素治疗有增加发生甲状腺癌的潜在危险,有学者把手术治疗作为儿童甲亢药物治疗失败后的首选方案。

(7) 对妊娠的甲亢患者,若较大剂量的抗甲亢药物(如丙硫氧嘧啶每日>400 mg)方能维持甲状腺功能正常,则应于妊娠中期采取手术治疗。

(8) 甲亢合并原发性甲状旁腺功能亢进者,手术治疗可同时治愈甲亢及甲状旁腺功能亢进。

哪些甲状腺功能亢进症患者不宜手术治疗

(1) 既往曾行甲状腺手术(因再次手术产生并发症的危险性增大)。

(2) 伴有严重心、肝、肾、肺疾患者。

(3) 妊娠早期及晚期(因麻醉及手术可诱发流产或早产)。

(4) 未成年的儿童。

甲状腺功能亢进症患者应该达到什么条件才可以手术

术前的准备应达到以下条件时方可手术:

(1) 血清检测证实甲状腺功能恢复正常。

(2) 患者情绪稳定,体重增加。

(3) 甲状腺缩小、变硬,杂音消失。

(4) 脉搏平稳,心率为 80~90 次/分,收缩压与舒张压差值正常。

(5) 甲状腺彩色多普勒超声显示"火海征"减弱。

什么是甲状腺腔镜治疗

随着腔镜外科技术广泛而深入地开展,腔镜引入颈部外科,1997 年 Huseher 等完成了首例腔镜甲状腺腺叶切除术,开创了腔镜甲状腺切除的先河,2002 年国内完成了第 1 例腔镜甲状腺功能亢进症(甲亢)切除术。腔镜甲状腺切除术的特点是将手术切口缩小并移至隐蔽的部位,在达到治疗目的的同时,兼顾美容效果。

哪些甲状腺功能亢进症患者可以用腔镜治疗

腔镜甲状腺切除术除满足开放手术的适应证外,还应满足:① 无凝血功能障碍;② 腺体肿大≤Ⅱ度(技术熟练后可逐渐进行Ⅲ度腺体肿大的手术);③ 术后复发的病例是相对禁忌的。

腔镜治疗甲状腺功能亢进症的方法如何

首先必须用抗甲状腺药物治疗控制好甲状腺功能亢进症(甲亢)。手术径路目前最常采用胸乳进入。首先用 CO_2 充气法建立手术操作空间,但要防止压力过高引起颅内压升高、皮下气肿、高碳酸血症。由于甲状腺血供丰富,控制出血是手术成功的关键,在皮下分离前,用生理盐水(0.9%氯化钠溶液)200 ml 加肾上腺素 5～10 滴于分离区皮下注射,减少术中出血;超声刀出色的止血效果和对周围损伤小且时间短,使其成为腔镜治疗甲状腺的必须;分离前先处理甲状腺动静脉,充分显露手术视野。同时操作中不刻意暴露喉上、喉返神经,以免损伤。残留腺体量可由带刻度的软尺测量。腔镜甲状腺手术后并发症与常规手术类似,主要有出血、神经损伤、误切甲状旁腺等。

甲状腺手术治疗、^{131}碘放射性核素治疗和药物治疗各有什么优缺点

目前,甲状腺功能亢进症(甲亢)的治疗方法主要有3种,分别是抗甲状腺药物治疗、^{131}I放射性核素治疗和手术治疗。这些治疗方法均可获得比较满意的临床疗效,但各有优缺点,因此,治疗方法的选择取决于多方面的因素,包括疾病的性质及严重程度、医师的治疗习惯及水平、患者的意愿、当地的医疗条件、治疗费用等。抗甲亢药物治疗无创伤性,费用少,对甲状腺不会造成永久性破坏,发生永久性甲状腺功能减退的危险性极少,对甲状腺较小(40 g以下)、年龄40岁以上、促甲状腺激素受体抗体(TRAb)水平较低的患者,可获较高的缓解率。但总体而言,抗甲状腺药物治疗的临床治愈率仍较低(平均40%~60%),且疗程长,须定期复查,患者依从性较差,且偶可出现严重药物不良反应(白细胞减少或粒细胞缺乏,血管炎,肝功能损害等)。^{131}I放射性核素治疗简单、方便、安全、经济,治愈率高达90%以上。但^{131}I放射性治疗后发生永久性甲状腺功能减退症(甲减)的概率较高(10年后高达70%),可能会加重甲亢眼病,妊娠及哺乳期妇女绝对禁忌。手术治疗,可快速、有效地控制甲亢,治愈率达90%以上,远远高于药物治疗的水平,发生永久性甲减的比率为4%~30%,也远远低于^{131}I放射性核素治疗后甲减的发生率,且术后明显的并发症的发生

率<4%。对一些特殊人群如甲状腺肿瘤、妊娠及哺乳期妇女药物控制不佳的,只能选择手术治疗。

甲状腺功能亢进症患者手术前要做何准备

甲状腺功能亢进症(甲亢)患者情绪易激动、多疑、紧张,这对手术治疗是非常不利的。所以首先心理准备很重要,患者可以了解疾病的一些基本知识和手术的治疗目的以及患者如何配合手术的治疗知识,必要时给予镇静剂处理。第二是甲亢患者应严格按要求做好术前准备,这是手术前不可忽视的重要一环。良好的术前准备是防止甲状腺危象发生、降低病死率的关键。甲亢患者用碘剂做术前准备,最好采用逐日逐次累加方法进行,一般服2~3周。用碘5~8日后或一开始即加普萘洛尔(心得安)。联合用药不仅可缩短碘剂准备时间和减少普萘洛尔的用量,更重要的是有协同作用能使甲亢症状得以充分控制。从而增加手术的安全性和治疗效果。服用碘剂时间不宜过长,过长时间的服用碘剂不但不能改善甲亢症状,反而可发生碘"逸脱"现象。一般患者的基础代谢率可以控制在20%以下,心率90次/分。血压在140/90 mmHg以下,三碘甲状腺原氨酸(T_3)、甲状腺素(T_4)正常,患者情绪安定、入睡良好、症状改善、体重增加的情况下行手术治疗较为安全。

甲状腺功能亢进症患者手术治疗有哪些并发症

甲状腺功能亢进症(甲亢)患者甲状腺手术治疗的并发

症可以分为近期并发症及远期并发症。

近期并发症：

（1）呼吸、心跳停止，其发生的原因主要与麻醉有关，颈丛阻滞后容易出现单侧或双侧喉返神经麻痹，声门不同程度的闭塞，气道受阻，出现呼吸暂停，当呼吸停止后，未及时发现，可出现心跳停止。随着麻醉技术的改进这种情况已很少见。

（2）甲状腺危象，多发生在术后12～36小时，主要与术前准备不足及手术应激有关，应用激素、碘剂、冬眠药物及吸氧均能平稳地渡过甲状腺危象期。

（3）切口内出血压迫气管，与伤口出血有关，应及时拆开伤口检查出血情况，再次彻底止血，应用有效的止血药物。

（4）喉头水肿，多由于手术操作粗暴所致，多发生在术后12小时内，处理方法可用大剂量糖皮质激素静注，严密观察，如无改善须及时行气管插管或气管切开。

（5）气管塌陷，多由于患者甲状腺较大压迫气管使气管软化，甲状腺切除后，气管失去支撑而塌陷，多发生在术中或术后半小时内，可行气管悬吊术或气管切开。

（6）气管痉挛或肺部其他疾病发作，多因患者有隐蔽某呼吸道疾病，及时行气管插管或气管切开，人工呼吸或机械呼吸处理。

（7）喉返神经损伤，主要是由于术者将喉返神经误扎或将喉返神经切断有关，有经验的术者可以避免。

（8）甲状旁腺损伤，主要跟手术误切或手术破坏甲状旁腺的血供有关，有经验的术者同样可以避免。

远期并发症：

（1）甲亢术后复发率为0.6%～9.8%，主要跟切除得不够,腺体残留太多有关。

(2) 甲状腺功能减退,其原因大体上可分为两种,其一为腺体组织切除过多;其二为残留腺体的血液供应不足。

(3) 甲状旁腺功能减退。

甲状腺功能亢进症患者手术后出现抽搐如何处理

当甲状腺功能亢进症患者出现手足麻木、易激动、烦躁、四肢抽搐时要考虑甲状腺手术时造成甲状旁腺损伤可引起甲状旁腺功能低下,导致甲状旁腺激素分泌不足或该激素活性降低。患者主要表现为甲状旁腺激素减少或测不出、低血钙、高血磷、神经肌肉兴奋性增高。目前内科治疗主要是对症治疗,如应用钙剂、维生素D制剂、骨化三醇、胆骨化醇、浓鱼肝油、二氢速固醇等。这些药物需要长期终身口服,所以外科医师应尽量避免发生甲状旁腺功能减退。

甲状腺功能亢进症患者手术治疗如何避免发生甲状旁腺功能减退

甲状腺功能亢进症(甲亢)患者手术时造成甲状旁腺损伤,将给甲亢患者带来终身的痛苦,所以尽量避免发生甲状旁腺功能减退显得尤为重要。在行甲状腺手术时,应尽量保留甲状腺后被膜及邻近后被膜中上方部分甲状腺组织,以保护甲状旁腺免受损伤。同时需警惕可能有位置变异的甲状旁腺易于受到损伤或误切除。术中游离甲状腺侧叶时,应仔细观察甲状腺侧叶前方和下极附近有无位置变异的甲状旁腺。行甲状腺部分切除或次全切除术时,尽可能保留甲状腺下动脉;需结扎甲状腺下动脉时应尽量靠近颈总动脉,以保存其与其他动脉的侧支吻合,保留甲状旁腺血供。

甲状腺功能亢进症患者甲状腺手术后出现声音嘶哑如何处理

甲状腺功能亢进症(甲亢)患者甲状腺手术后出现声音嘶哑首先考虑喉返神经的损伤,甲状腺手术喉返神经的损伤率为2%～13%。可致患者声音嘶哑,严重者可致失声、呼吸困难或窒息。神经损伤的治疗目前效果仍然欠佳。损伤后可应用维生素 B_1、维生素 B_{12}、烟酸、山莨菪碱(654-2)及神经生长因子等药物,对其修复有一定作用。喉返神经修复是治疗喉返神经永久性损伤的直接有效的方法。

如何避免甲状腺手术中损伤喉返神经

预防发生喉返神经损伤主要有以下方面:

(1) 对于甲状腺占位较大或甲状腺癌病例,尤其是手术前已出现声嘶等症状或怀疑已有神经受累的患者,手术前应该常规进行喉镜检查,为手术者提供必要的临床资料。

(2) 手术者在手术前应熟悉喉返、喉上神经的正常解剖位置,注意甲状腺内外包膜、甲状腺上下动脉、甲状腺上下极等与神经的解剖关系。

(3) 避免手术中大出血,盲目慌乱钳夹组织止血致神经损伤;神经变异而未加以注意;神经与周围组织粘连严重等。因此,要求手术者操作应规范、精细、耐心,术野应清晰、层次应清楚。少量渗血可填塞压迫,不要急于结扎止血。遇明显血管出血甚至大出血时，在负压吸引配合下看清出血点后钳夹止血，不要盲目钳夹或大块组织结扎。不宜过度牵拉甲状腺，以免神经被过度牵拉或被连同周围组织翻起误伤。行腺叶次全切除时，注意保留腺体背面的包膜，以保证操作在腺体组织内进行；残面止血时，避免过深钳夹或缝扎；腺叶全切时，宜在离断峡部后，由内侧向外侧紧贴真包膜剥离甲状腺背侧。

（4）多数学者主张甲状腺良性疾病手术时，尽可能不暴露喉返神经，避免因暴露喉返神经而引起牵拉、刺激或出血、水肿，简化手术步骤、缩短手术时间，可减少损伤喉返神经机会。甲状腺癌等恶性疾病或其他疾病需行全甲状腺切除术时，应常规暴露喉返神经。

（5）保护神经可靠的方法是在术中实时监测神经功能，根据监测情况进行手术操作。

甲状腺功能亢进症患者甲状腺手术后出现甲状腺功能减退的比例高吗

甲状腺功能亢进症（甲亢）患者甲状腺手术后发生永久性甲状腺功能减退症（甲减）的比率为4%～30%，远远低于 ^{131}I 放射性核素治疗后甲减的发生率。

甲状腺功能亢进症患者手术治疗成功的关键是什么

甲状腺功能亢进症（甲亢）患者手术成功的关键是手术中甲状腺残留量的大小，这个问题是外科领域中探讨多年的问题。残留量过大，手术后势必会导致复发，反之，则甲状腺功能低下,需终身进行甲状腺激素替代疗法。两者皆会给患者带来继续治疗的经济及精神负担,而且也会影响患者的生活质量。故较准确地保留甲状腺组织的量对于手术是否成功显得十分重要。多数学者认为在避免并发症的前提下,应使甲状腺残留量尽量控制在5g左右更为合适。

甲状腺功能亢进症患者手术治疗后如何随访

甲状腺功能亢进症(甲亢)患者甲状腺手术治疗后的随访与 ^{131}I 放射性核素治疗后的随访相似,主要是对于疗效的观察及甲状腺功能减退症(甲减)的早期发现,一般治疗后在第1、3、4、6个月随访甲状腺功能,甲亢治愈后每年随访1次,发现甲减即进行甲状腺激素替代治疗会取得满意的疗效。

甲状腺功能亢进症患者同时患有其他疾病需要手术时如何处理

甲状腺功能亢进症(甲亢)患者患有别的疾病需要手术的情况,分为以下几种情况:

(1)急诊手术者,如胃穿孔,出现危及生命的情况,需紧急手术,如患者此时甲亢已控制很好,可以直接手术,术后观察病情;如患者甲亢.前控制不佳,但未出现甲亢危象,可予预处理,如碘剂、加大药物剂量,并开始手术,注意甲亢危象发生;如患者术前已出现甲亢危象,立即按甲亢危象处理,如透析,并同时予手术。以上都需要内分泌专科医师的协助。

(2)限期手术者,如乳腺癌,可以予加大药物的剂量,使患者迅速达到游离三碘甲状腺原氨酸（FT_3）、游离甲状腺素（FT_4）正常，使患者可以耐受手术，不过这同样需要内分泌专科医师的协助。

（3）择期手术者，如胆结石症，这种情况比较简单，可按常规治疗控制甲亢，包括使用药物、^{131}I放射性核素治疗或手术后，再予手术治疗并治疗其他疾病。

甲状腺功能亢进症患者甲状腺手术治疗误区是什么

甲状腺功能亢进症（甲亢）患者甲状腺手术治疗误区主要有两方面：一方面，认为手术后并发症较多，不安全。其实随着麻醉技术的进步，医疗条件的改善，技术水平的提高，这些并发症的发生已极少见了（<1%）。另一方面，认为手术的切口在颈部，暴露在外面，影响个人形象，尤其年轻女性患者难以接受，即便勉强接受也会留下心理阴影。其实这个方面，现在随着手术术式的改变已有改善，比如说可以采用低切口的手术入路并在最后予内缝切口，可以大大改善手术对外貌的影响，再者，目前有甲状腺的腔镜手术及介入栓塞术可以进一步减少对容貌的影响。

甲状腺功能亢进症患者术后怎样进行家庭护理

甲状腺功能亢进症（甲亢）患者甲状腺手术后家庭护理应注意以下事项：

（1）手术后让患者半卧位以利于呼吸及痰的吐出，保持呼吸道通畅，防止肺炎及肺不张，有利于渗出液的引流，并给予高枕保持前屈位,以减轻吻合口的张力,有利于切口愈合。

(2)家属应该密切注意患者颈围有无改变,患者一旦呼吸困难,应积极配合医师果断施行气管切开术。

(3)手术后1~2天进流质饮食,但不可过热,以免引起颈部血管扩张,加重创口渗血。患者进流质饮食易出现呛咳。应取坐位进食,或进半流质、半固体食物。鼓励患者多饮水,稀释痰液。

(4)声音嘶哑是甲亢手术的主要并发症之一,应密切观察声音的变化。严密观察体温、脉搏、呼吸变化,手术后12~36小时,体温如突然升高达40~42℃,伴烦躁,大汗,脉搏快、弱,且超过120次/分,应考虑甲亢危象。要及时通知医师或护士,积极配合抢救。

(5)引流管的护理:甲状腺血管丰富。手术创面容易渗出,如术后引流不充分,易引起积血,形成血肿,危及患者生命。因此,应密切观察引流液的色、质、量,从而判断有无出血或其他并发症。

(6)手术后还要密切观察患者有无抽搐、手足麻木、易激动、烦躁,如果出现相关症状,应该及时通知医师检查血钙和甲状旁腺激素,及时补充钙剂、维生素D制剂、骨化三醇。

甲状腺栓塞治疗

什么是甲状腺栓塞治疗

用栓塞剂阻断甲状腺动脉,使甲状腺产生坏死和纤维化,从而降低游离三碘甲状腺原氨酸(FT_3)、游离甲状腺素

(FT_4)、达到治疗作用。通过栓塞双侧上动脉或加上一侧下动脉,甲状腺栓塞体积可达70%~80%,达到手术切除的量而不发生甲状腺功能减低或甲状旁腺功能减退。

哪些甲状腺功能亢进症患者可以进行甲状腺栓塞治疗

动脉栓塞治疗甲状腺功能亢进症(甲亢)在国内外应用均较少。对其适应证尚无明显的标准,根据国内文献可归纳为:

(1) 对甲亢药物过敏或出现肝功能损害、粒细胞减少等严重不良反应者。

(2) 药物治疗难以控制症状,病情反复,做 ^{131}I 放射性核素或手术治疗有禁忌证者。

(3) 甲状腺明显肿大,药物难以控制者。

(4) 甲状腺显著增大,血供丰富,估计术中出血量大和有甲状腺危象者。

(5) 年轻未生育、甲状腺肿大但又不愿意长期服药,期望迅速控制病情及妊娠的女性患者。

什么样的甲状腺功能亢进症患者不能进行甲状腺栓塞治疗

不是所有甲亢患者都需要进行甲状腺栓塞治疗,大部分甲亢患者经过药物或 ^{131}I 放射性核素治疗,均能明显好转。以下是不能行甲状腺栓塞治疗的几种情况:

(1) 甲亢初发。

(2) 甲状腺肿大不明显。

(3) 出血倾向。

(4) 大血管硬化明显。

甲状腺栓塞治疗的方法如何

在局麻的情况下,经股动脉插管,到甲状腺上下动脉处,先造影显示甲状腺及需要栓塞的血管,确定导管进入甲状腺动脉后,在透视下缓慢推注永久性栓塞剂聚乙烯醇和碘帕醇(非离子造影剂)的相混液体,直至血流停止。再次造影显示甲状腺 70%～80% 血管不再显影后退出导管,平卧压迫止血。术后常规给予抗炎治疗,术后随访每个月随访 1 次,6 个月后每半年随访 1 次。

甲状腺栓塞治疗有哪些并发症

栓塞治疗后一般多无不适,少数患者可发生不良反应,包括:① 出现颈前区疼痛,下颌及牙痛,但不妨碍吞咽,不影响呼吸,2～5 天后缓解;② 术后头痛(两侧太阳穴及前额);饭后恶心、呕吐,5 小时后缓解;③ 体温升高,但在 38℃以下,出现于 24～72 小时,可在 5 天内恢复正常;④ 反应性下颌淋巴结炎。

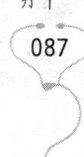

甲状腺功能亢进症对其他脏器功能的影响

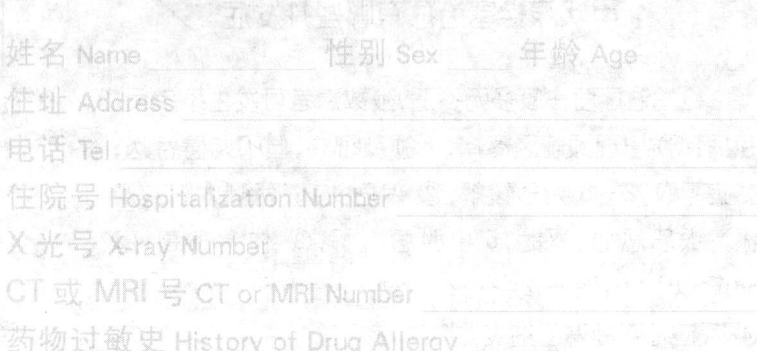

姓名 Name　　　　　性别 Sex　　　年龄 Age
住址 Address
电话 Tel
住院号 Hospitalization Number
X 光号 X-ray Number
CT 或 MRI 号 CT or MRI Number
药物过敏史 History of Drug Allergy

甲状腺危象

什么是甲状腺危象

甲状腺危象是甲状腺功能亢进症少见但最严重的并发症,可危及生命,主要发生在甲亢病情较重或治疗不及时和不充分的情况下,诱因常为精神刺激、感染、甲状腺手术前准备不充分等。早期为患者原有的症状加剧,伴中等发热,体重锐减、恶心、呕吐,以后发热可达39℃以上或更高,心动过速常在每分钟140~200次,可伴心房颤动或心房扑动、大汗淋漓、腹痛、腹泻,甚而谵妄、昏迷。死亡原因多为高热虚脱,心力衰竭,肺水肿,严重水、电解质代谢紊乱等。总病死率在10%~20%,但若抢救不及时,死亡率可上升至75%。及时治疗对甲状腺危象抢救成功至关重要。

甲状腺危象发病机制是什么

甲状腺危象的发病机制较复杂,目前得到多数学者认可的有以下几个方面:

(1)感染、精神因素等刺激或外科手术挤压,使大量的甲状腺激素突然释放入血,甲亢原有症状急剧加重。

(2)甲亢患者糖皮质激素代谢加速,肾上腺皮质负担过重,存在着潜在的储备不足,在应激状态下又激发肾上腺皮质代偿性分泌更多的肾上腺皮质激素以抵抗其消耗,导致肾上腺皮质功能衰竭。

(3)在应激状态下,儿茶酚胺活性明显增强,循环中甲状腺素与儿茶酚胺协同作用,使机体代谢率显著增加。

甲状腺危象有哪些临床表现

1%~2%的甲状腺功能亢进症患者发生甲状腺危象,多见于20~60岁中年女性,女性发病率约为男性的3~5倍。其临床表现累及多个系统,主要有以下表现:

(1)发热,体温可高达39℃或更高,大汗,脱水时可无汗。

(2)心血管系统表现:可表现为心律失常如心动过速,心率常在每分钟120次以上、心房颤动、心房扑动等,收缩压和舒张压差值增大,心力衰竭等。

(3)神经系统表现:如烦躁、焦虑,甚至昏迷。

(4)胃肠道症状:如恶心、呕吐、腹痛、腹泻每天大于10次,不明原因的黄疸亦提示甲状腺危象,并且预后不佳。

(5)其他:表现有脱水,体重锐减,电解质紊乱,低血糖等,尚有以肝功能衰竭为主要表现的报道。

甲状腺危象怎样诊断

目前甲状腺危象的诊断尚无统一的诊断标准,主要依靠既往病史及临床表现,甲状腺危象的诊断一般不难,但因其表现的多系统性,临床中不可片面地强调某一系统的症状而忽视了甲状腺危象的可能,进而导致治疗的延误。其他需与急性心肌梗死、急性胃肠炎、慢性消耗性疾病和严重感染等鉴别。另外,老年及淡漠型甲状腺危象的患者往往缺乏高热、大汗、心率增快等表现,应提高警惕,此时应结合血清甲状腺激素的检测而确诊。

甲状腺危象怎样治疗

甲状腺危象一旦确定，应分秒必争采取综合治疗，无需等待实验室结果而延误治疗。去除诱因、防治基础疾患是预防危象发生的关键，尤其要注意积极防治感染和做好充分的术前准备。总的治疗原则是抑制甲状腺激素的合成，抑制已合成甲状腺激素的释放，拮抗甲状腺激素在外周的作用及对症支持治疗。具体抢救措施如下：

（1）抑制甲状腺激素的合成：此项措施应在考虑甲亢危象时立即并最先使用。首选丙硫氧嘧啶，国内一般首次剂量600 mg，口服或经胃管注入。如无丙硫氧嘧啶时可用甲巯咪唑60 mg。继用丙硫氧嘧啶200 mg或甲巯咪唑20 mg，每日3次，口服或经胃管或灌肠注入，待症状减轻后改用一般治疗剂量。由于甲状腺激素的半衰期较长，阻止甲状腺激素合成的作用往往在3~4天后才能显示出来。

（2）抑制甲状腺激素的释放：大剂量碘剂有抗甲状腺作用，可迅速阻断甲状腺激素释放，缓解甲亢症状，一般在口服丙硫氧嘧啶后1~2小时加用碘剂，但若是严重患者可与丙硫氧嘧啶同时使用。目前用于甲亢危象的碘剂一般为无机碘如复方碘溶液（卢戈液）、碘化盐等。卢戈液首剂30~60滴，以后10滴，每8小时1次或用碘化钠1.0 g加入5%葡萄糖盐水中静滴24小时，以后视病情逐渐减量，一般使用3~7天停药，注意复方碘溶液对口腔黏膜的刺激作用，需滴在饼干或面包上服用。如患者对碘剂过敏，可改用碳酸锂0.5~1.5 g/d，分3次口服，连服数日。

（3）拮抗甲状腺激素的外周作用，抑制组织甲状腺素（T_4）转换为三碘甲状腺原氨酸（T_3）：甲状腺分泌的甲状腺

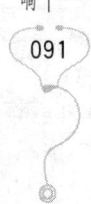

激素主要是 T_4 及少量 T_3，80% T_3 是 T_4 在外周组织中经脱碘酶脱碘而来的，T_3 的生物学活性较 T_4 强约 5 倍，是甲状腺激素发挥生理作用的主要形式。因此阻断 T_4 向 T_3 的转换或阻断 T_3 与细胞受体的结合可降低甲状腺激素的生物活性。丙硫氧嘧啶、碘剂、β 受体阻滞剂和糖皮质激素均可抑制组织中 T_4 转换为 T_3。

（4）糖皮质激素应用：甲亢患者糖皮质激素代谢加速，存在着潜在的储备不足，在应激状态下又激发肾上腺皮质代偿性分泌更多的肾上腺皮质激素以抵抗其消耗，导致肾上腺皮质功能衰竭。糖皮质激素除抑制免疫作用，纠正肾上腺皮质功能相对不全，退热、抗休克作用，增强机体的应激能力外，还抑制 T_4 转换为 T_3、阻止甲状腺激素释放、降低周围组织对甲状腺激素的反应，从而抑制甲状腺的功能。氢化可的松 100 mg 加入 5%～10% 葡萄糖盐水中静滴，每 6～8 小时 1 次。有效者病情在 24～48 小时内改善，1 周内恢复，然后逐渐减量至停药。治疗过程中，注意防治应用大量糖皮质激素的不良反应，如胃溃疡、高血压、高血糖和骨质疏松等。

（5）β 受体阻滞剂：在无心力衰竭情况下，可选用 β 受体阻断剂，β 受体阻滞剂可减慢心率，减轻心脏负担，改善甲亢相关的交感神经兴奋症状，β 受体阻滞剂还可以阻断 T_4 向 T_3 的转换。国内较普遍适用的是普萘洛尔 30～50 mg，每 6～8 小时口服 1 次。

（6）降低血甲状腺激素的浓度：上述常规治疗效果不满意时，可选用血液透析、腹膜透析等措施以迅速降低血浆中的甲状腺激素。

（7）对症支持治疗：吸氧，心、肾、脑功能监测，迅速纠正水、电解质和酸碱平衡紊乱，补充足够的葡萄糖、热量和多种维生素等。因患者发热、大量出汗及呕吐、腹泻等,往往有较明显失水,故每日补充液体量应在 3 000～6 000 ml;伴发心脏功能衰竭、快室率房颤者可用洋地黄类强心药物及利尿剂,如毛花苷 C(西地兰)0.4～0.8 mg 加生理盐水 20～40 ml 静脉慢推;高热者给予物理降温,必要时,可用中枢性解热药,如对乙酰氨基酚(扑热息痛)等,但应注意避免应用乙酰水杨酸类解热剂(因其可竞争性地与甲状腺激素结合球蛋白结合使 FT_3、FT_4 升高);烦躁焦虑不安者可安定镇静治疗,必要时可试用异丙嗪、哌替啶各 50 mg 静脉滴注;积极治疗各种诱发因素如感染等。

甲状腺危象的预后怎样

甲状腺危象病死率为 20% 以上。早期诊断、早期治疗是成功的关键。治疗成功在治疗后 1～2 天内好转,1 周内恢复。

甲状腺功能亢进症与肝脏

甲状腺功能亢进症患者出现肝脏损害多吗

抗甲状腺药物中丙硫氧嘧啶引起肝损害发生率为 16.3%～27.8%,一般都没有症状,有症状性肝损害的发生率在 0.1%～0.5%。甲巯咪唑(他巴唑)引起肝损害的发生率约为 37.7%。多发生于用药前 3 个月。停药后患者多

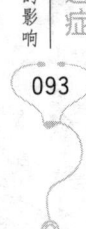

在1个月内肝功能恢复正常。

甲状腺功能亢进症患者出现肝脏损害的临床表现是什么

甲状腺功能亢进症(甲亢)引起的肝脏损害在临床上相当常见,大部分没有任何症状。少数表现为恶心、呕吐、血清转氨酶升高,保肝对症治疗后可缓解。极少数重症患者也可出现黄疸、腹腔积液,甚至肝硬化等严重情况。后者多发生于甲亢长期控制不佳或有心力衰竭、严重感染等患者。

甲状腺功能亢进症为什么容易引起肝脏损害

甲状腺功能亢进症(甲亢)对肝功能损害的原因是多方面的,主要有:

(1)基础代谢率增高导致肝脏相对缺氧。甲亢时氧消耗增多,致使肝脏相对供氧不足,尤其是肝小叶中央区域的细胞更容易因供氧不足而发生坏死,使转氨酶升高。

(2)分解代谢亢进。甲状腺激素大量分泌,肝糖原耗损,必需氨基酸和维生素消耗过多,造成肝脏营养不良而使肝细胞变性、肝损害。

(3)直接损害肝脏。甲亢可直接影响肝内多种酶的活力,促进氧化反应,使肝细胞线粒体肿胀、脂肪变性、胆红素排泄障碍等。

(4)自身免疫性因素影响。甲亢是一种自身免疫性疾病,可合并原发性胆汁性肝硬化,表现为肝内细小胆管的慢性非化脓性炎症,持续性胆汁淤积,最终演变成再生结节不明性肝硬化。

(5) 甲亢并发心力衰竭、休克、感染时,增加了肝脏负担和循环障碍,可引起肝静脉硬化、肝小叶坏死,导致肝脏损害,甚至肝硬化。

甲状腺功能亢进症出现肝脏损害可以服药吗

甲状腺功能亢进症(甲亢)性肝损害确诊后,控制甲亢是控制肝损害的根本治疗。甲亢控制后绝大部分肝损害可减轻或恢复正常,因此抗甲状腺治疗是避免肝损伤的关键。但抗甲状腺药物本身可引起肝功能损害,故起始剂量宜小于常规治疗量,同时联合保肝药物治疗,并于治疗后密切随访肝功能,出现肝功能损害加重者,及时停药,改用 ^{131}I 放射性核素治疗。

甲状腺功能亢进症合并黄疸怎样进行内科治疗

甲状腺功能亢进症(甲亢)合并黄疸主要与甲状腺激素毒性作用、自身免疫炎症、耗氧增加有关。研究还发现甲亢合并黄疸与病程、年龄呈正相关,因此对于甲亢患者应早期治疗,尽量缩短病程,尽早使血清中甲状腺激素维持在正常的水平范围内。轻度的黄疸患者,只要经过抗甲状腺药物治疗,黄疸会逐渐好转。有些比较严重患者,而又不愿意选择 ^{131}I 放射性核素治疗者,可以应用免疫抑制剂,如泼尼松,开始剂量每日 30～60 mg,待黄疸减轻、甲状腺功能好转时,将泼尼松每周减量至每日 5～10 mg,免疫抑制剂除了可抑制外周甲状腺素(T_4)向三碘甲状腺原氨酸(T_3)的转换,缓解甲亢症状,还可以稳定肝细胞膜,拮抗应激,保护肝细胞。同时在治疗过程中联用保肝药物,如甘草酸二铵(甘利欣)、维生素B族、维生素C等药物。

哪样甲状腺功能亢进症合并肝脏损害患者一定要进行^{131}碘放射性核素治疗

甲状腺功能亢进症(甲亢)合并肝损害有3种情况,第1种甲亢患者既往已经患有肝病;第2种甲亢患者在药物治疗过程中出现肝功能损害加重;第3种甲亢患者本身合并肝脏功能损害,药物治疗过程中肝功能明显好转。前两种情况应考虑用^{131}I放射性核素治疗。人类肝脏对辐射并不是最敏感的器官,而且^{131}I放射性核素治疗甲亢时甲状腺以外组织的吸收剂量很小,一般不可能引起肝脏的辐射损伤。因此,对于甲亢合并既往严重肝损害以及抗甲状腺药物治疗后肝损害加重的患者,建议用^{131}I放射性核素治疗。

甲状腺功能亢进症药物治疗过程中出现肝脏损害如何治疗

甲状腺功能亢进症(甲亢)药物治疗过程中出现肝脏损害,如不及时、有效地治疗,发展至重型肝炎,病情危重,预后差。治疗主要包括以下几个方面:

(1)休息,补充高营养食品及多种维生素,维持水、电解质平衡。

(2)停用一切肝损药物,同时进行保肝、退黄治疗(有黄疸者），严重者辅以血浆、白蛋白支持治疗。

（3）停用抗甲状腺药物。

（4）β-受体阻滞剂，如普萘洛尔（心得安）每次 10～20 mg，每日 3 次。

（5）对于较为严重的肝损伤患者，及时应用糖皮质激素治疗。

（6）选择合适的时机进行 ^{131}I 放射性核素治疗。

（7）必要时行血浆置换。

（8）严格控制心力衰竭、感染等并发症。

甲状腺功能亢进症与心脏病

甲状腺功能亢进症患者对心脏有什么影响

甲状腺功能亢进症（甲亢）患者甲状腺分泌过多的三碘甲状腺原氨酸（T_3）、甲状腺素（T_4），使心肌耗氧量增加，心脏负担加重，从而出现一系列心血管系统的症状和体征：如胸闷、心悸、气短（活动后明显）等，以及心率增快，每分钟 100～140 次（睡眠和安静时仍快为其特征）；心脏搏动增强、心脏搏动有力，收缩压增高，外周血管扩张，血管阻力下降，可致舒张压下降，出现收缩压与舒张压差值增大。长期的、过多的甲状腺素的作用可引起甲亢性心脏病，临床表现除有甲亢的高代谢综合征外，尚有心律失常、心脏扩大，甚至心力衰竭的表现。

甲状腺功能亢进性心脏病的发生机制是什么

甲状腺功能亢进(甲亢)性心脏病的发病机制为过多的大量甲状腺素对心肌有直接作用,促进蛋白质合成,增加心肌中的 Na^+、K^+-三磷酸腺苷(ATP)酶活性,从而增强增多心肌收缩和心脏搏出量;另外甲状腺激素尚可兴奋心肌腺苷环化酶活性,增加β受体的活性和心房的应激性,增加心脏的负担。此外,甲状腺毒症直接作用于心肌收缩蛋白,增强心肌的肌力作用。甲状腺功能亢进症(甲亢)长期没有控制的患者由于上述的综合作用导致心动过速、心脏排血量增加、心房纤颤和心力衰竭。

甲状腺功能亢进性心脏病的诊断标准是什么

目前甲状腺功能亢进(甲亢)性心脏病的诊断标准为:
(1) 甲状腺功能亢进症(甲亢)伴随心房颤动(房颤)、频发早搏或心脏扩大。
(2) 出现心力衰竭而无其他原因可以解释。
(3) 心绞痛或心肌梗死。
(4) 甲亢控制后上述心脏情况好转或明显改善。

甲状腺功能亢进性心脏病可以治愈吗

甲状腺功能亢进(甲亢)性心脏病的治疗重点在于早期

诊断,早期治疗。早期甲状腺功能亢进症(甲亢)患者的心脏病变是可以完全逆转的。在积极控制甲亢的同时给予强心、利尿、扩血管及抗心律失常等治疗,约60%患者在甲状腺功能亢进症治愈后,心脏病随之缓解。但是长期不控制的严重甲亢患者,随着时间的延长,甲亢性心脏病可能不再能恢复正常。

甲状腺功能亢进症伴有心功能不全如何治疗

甲状腺功能亢进(甲亢)性心脏病的治疗关键是有效地控制甲亢。甲亢性心脏病一旦确诊,应及早、有效地给予抗甲状腺药物治疗。必要时行 ^{131}I 放射性核素治疗,但是在 ^{131}I 放射性核素治疗前,先用抗甲状腺药物治疗(首选甲巯咪唑),等到患者症状明显好转,三碘甲状腺原氨酸(T_3)、甲状腺素(T_4)控制在正常范围,再予以 ^{131}I 放射性核素治疗,^{131}I 放射性核素治疗3天后,再予以抗甲状腺药物治疗,并且每个月定期随访甲状腺功能,及时调整抗甲状腺药物剂量。有报道 ^{131}I 放射性核素治疗甲亢性心脏病治愈率为81.48%,总有效率为91.66%。

甲状腺功能亢进症伴心功能不全的患者可以进行手术治疗吗

有学者认为甲状腺功能亢进症伴心功能不全的患者除非伴严重的心、肺、肝、肾等病,一般情况差,无法耐受手术者之外,经充分的术前准备,甲状腺功能恢复正常,

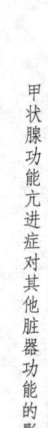

心功能基本恢复情况下可行甲状腺次全切除术治疗。对心力衰竭患者,需卧床休息,低钠饮食,予强心、利尿及扩张血管综合治疗,使心功能达到Ⅱ级以上方可施行手术。

影响^{131}碘放射性核素治疗甲亢性心脏病疗效的因素是什么

影响^{131}I放射性核素治疗甲亢性心脏病疗效的几种因素:

(1) 甲状腺功能亢进症(甲亢)病程:甲亢病程越长,甲亢性心脏病的^{131}I放射性核素治疗效果相对较差。

(2) 单纯性心房颤动者和单纯表现为心脏增大者疗效最好,合并心力衰竭者疗效相对较差。

甲亢性心脏病患者生活上有哪些注意事项

甲亢性心脏病在甲状腺功能亢进症(甲亢)控制前,生活上应该注意以下几方面:

(1) 甲亢患者应该经常自数脉搏,了解自己心率、心律;心力衰竭患者还应该计量自己的尿量情况,发现异常及时报告医师。

(2) 甲亢心力衰竭患者,应用强心药时,可能出现黄绿视、厌食、恶心、呕吐等强心剂中毒症状,如有出现要及时告诉医师。

(3) 饮食上甲亢性心脏病患者同一般甲亢患者,应该避免含碘饮食,同时甲亢又是高代谢性疾病,可予以高热量、高蛋白、高维生素、高糖食物，以加强营养，提高机体抵抗力。

为什么妊娠期甲亢性心脏病更危险

妊娠合并甲亢性心脏病更危险，是产科严重的并发症，占围生期孕妇死亡原因的第2位。甲状腺功能亢进症（甲亢）、妊娠、重度妊娠高血压综合征（妊高征）三者共同作用易发生心力衰竭。所以，一般遇到妊娠甲亢性心脏病，抢救治疗的关键是有效地控制甲亢，病情稳定后，终止妊娠。

为什么甲状腺功能亢进症患者容易误诊为心脏病

甲状腺功能亢进症（甲亢）患者，尤其老年甲亢患者，虽然甲状腺激素分泌有所增加，但可能由于血液对甲状腺素结合力下降、组织对该激素的反应能力减弱，以及其他衰老变化等因素影响，导致老年甲亢临床表现多不典型，常发病隐袭，无怕热、多汗、多食、双手震颤等临床症状，常常表现为表情淡漠、反应迟钝、乏力、言语减少、消瘦、腹泻等，且容易累及心血管系统，引起甲亢性心脏病。同时，老年甲亢性心脏病表现多不典型，加之老年人常合并其他多种慢性疾病如冠心病、高血压病、糖尿病、慢性阻塞性肺疾病等，使得甲亢性心脏病的诊断容易被忽视。另外，患者往往因心血管系统症状到心内科就诊，当临床医师发现其血压升高、心脏增大、心电图异常等表现，接诊医师经常考虑本专业、本年龄组的常见病、多发病,如冠心病等,从而容易造成甲亢性心脏病的误诊、漏诊。

如何避免甲状腺功能亢进症误诊为心脏病

减少误诊的措施有以下两项:

(1) 提高对老年甲亢性心脏病的认识。避免草率主观,应当详细询问病史,仔细体检,善于分析,及时做甲状腺功能检查。

(2) 凡遇到老年患者有以下临床表现的应考虑甲亢性心脏病的可能:阵发性或持续性快速房颤、房扑、心室率快而不易被洋地黄药物控制者;使用洋地黄和利尿剂效果不显著的心力衰竭者;心绞痛经扩冠治疗未见好转,且血脂正常或偏低者;不明原因心动过速,收缩压与舒张压差值大且心脏扩大者;无其他原因可解释的心电图异常者。对这些患者需考虑甲亢性心脏病的可能,及时做甲状腺功能检查,尽早确诊,以减少漏诊、误诊。

甲状腺功能亢进性心脏病的预后怎样

一般来说,多数甲亢性心脏病的患者,随着甲状腺功能亢进症(甲亢)病情的好转,心脏病本身会逐渐好转或消失。有报道约 60% 的甲亢性心脏病患者,在甲亢治愈后,心脏病随之自行缓解。

甲状腺功能亢进症与血液系统

甲状腺功能亢进症对血液系统有什么影响

甲状腺功能亢进症（甲亢）患者由于代谢和免疫功能紊乱，常表现为外周血中白细胞总数减低，淋巴细胞、单核细胞比例增加，中性粒细胞比例减少。同时，可因甲亢代谢旺盛，能量物消耗过多，形成铁、维生素、叶酸等营养物不足，进而影响巨核细胞生成障碍等而致血小板减少和贫血。

抗甲状腺药物引起白细胞减少多吗

白细胞减少为抗甲状腺药物主要不良反应之一，发生率约10%。年龄较大（大于40岁）和用药剂量较大[丙硫氧嘧啶每日>400 mg 或甲巯咪唑（他巴唑）每日>40 mg]的患者相对发生较多。多发生于用药1~3个月时。也可发生于服药期间的任何时间。

甲状腺功能亢进症为什么会引起白细胞降低

甲状腺功能亢进症（甲亢）引起白细胞减少产生机制尚不完全清楚，但多数学者认为可能与自身免疫因素有关。当甲亢累及血液系统时，机体免疫及调节功能由于病毒感染或其他原因遭到破坏，抑制性T淋巴细胞功能降低，产生大量自身免疫抗体，破坏血液循环和骨髓中各阶段粒细胞，并抑制粒系干细胞的生长成熟，导致白细胞尤其是中性粒细胞减少；其次白细胞减少可能与高浓度甲状腺激素抑制正常造血功能有关。如果抗甲状腺药物治疗过程中出现白细胞降低，主要与药物不良反应有关。

甲状腺功能亢进症患者白细胞减少的症状有哪些

甲状腺功能亢进症（甲亢）患者抗甲状腺药物治疗期间如果出现咽痛、发热、乏力、关节酸痛等表现，应该高度怀疑白细胞减少。立即检查血常规，如果发现白细胞$<3×10^9$/L或中性粒细胞$<1.5×10^9$/L，应停药，并采取相应措施。

甲状腺功能亢进症患者出现白细胞降低如何处理

甲状腺功能亢进症（甲亢）合并白细胞减少者极易发生感染，一旦发生严重感染，病死率高，如果误诊为单纯血液系统疾病，会影响诊治及预后。对于白细胞$<3.0×10^9$/L者，仅予单独应用一般升白细胞药物（如利血生、鲨肝醇等）多可使白细胞上升，而对于白细胞$<2.0×10^9$/L，尤其是粒细胞$<0.5×10^9$/L者，治疗首选糖皮质激素，同时予粒细胞集落因子应用。而抗甲状腺药物最好在使用糖皮质激素2~4周后，白细胞上升至平稳后再使用。这样可避免因白细胞减少给患者带来的威胁，又可有效阻止抗体对相关器官的损害。

甲状腺功能亢进症患者出现白细胞降低还能继续服用抗甲状腺药物吗

白细胞轻度下降不是使用抗甲状腺药物的禁忌证,大多数白细胞减少患者,经升白细胞药物、激素和抗甲状腺药物治疗,白细胞会明显升高。而抗甲状腺药物所致白细胞减少出现的时间差异较大,目前对白细胞随访的期限没有统一规定。多数学者建议治疗开始的前3个月应密切随访,第1个月每周1次,第2个月每2～4周1次,随后每月1次,随着抗甲状腺药物的减量逐渐延长随访期限。但若出现发热、咽痛等症状,应随时复查。如果在抗甲状腺药物治疗期间,白细胞降低至$<3\times10^9$/L,中性粒细胞$<0.5\times10^9$/L的患者,应该立即停用抗甲状腺药物治疗,经升高白细胞治疗后白细胞$>3\times10^9$/L,可行^{131}I放射性核素治疗。

甲状腺功能亢进症患者出现白细胞降低可以手术治疗吗

甲状腺功能亢进症(甲亢)出现白细胞降低的患者,如不能耐受抗甲状腺药物治疗及^{131}I放射性核素治疗,在经过升高白细胞治疗后,如果甲状腺激素水平正常的患者,可以进行手术治疗。但是如果甲状腺激素水平仍然升高的患者,可以选用甲状腺栓塞治疗。

甲状腺功能亢进症患者出现发热、咽痛一定要立即去医院检查吗

甲状腺功能亢进症(甲亢)患者要注意预防感冒,尤其

白细胞降低的患者,一旦出现发热、咽痛、乏力、关节酸痛等,一定要立即去医院进行血常规检查,若存在严重的粒细胞缺乏症,处理不及时,将使病情急剧恶化,出现严重的并发症,甚至死亡。

甲状腺功能亢进症患者为什么会有贫血和血小板减少

甲状腺功能亢进症(甲亢)合并贫血常常不严重,可以为小细胞性或大细胞性贫血,引起贫血的原因,可能由于甲亢患者血红蛋白结合铁减少,加上甲亢患者常常伴有腹泻,而且甲亢本身就是自身免疫性疾病,影响了内因子的吸收,因此,可以出现不同程度的贫血。

对于甲亢与原发性血小板减少的关系问题尚不清楚。近年来认为两者都属于自身免疫性疾病。免疫学异常影响甲状腺的同时,可能影响到血小板的生成、破坏及巨核细胞系统功能等不同环节。

甲状腺功能亢进症患者贫血和血小板减少如何治疗

甲状腺功能亢进症(甲亢)患者出现一定程度的贫血,关键是控制甲亢。大部分患者经过治疗,甲亢好转后这些症状会明显好转。部分患者可能需要补铁、叶酸和维生素B_{12}治疗,极少数患者需要联合应用糖皮质激素,疗效非常显著。

甲状腺功能亢进症与眼病

什么是甲状腺功能亢进性突眼

甲状腺功能亢进性突眼又叫甲状腺相关眼病，是自身免疫性甲状腺病的眼部表现。其发病率占甲状腺功能亢进症（甲亢）的5%～10%，男性多于女性。71%无眼病临床表现的甲亢患者，用磁共振成像（MRI）检查已经可见眼外肌的增大。

甲状腺功能亢进性突眼的分类有哪些

甲状腺功能亢进性突眼患者按病变程度可分为单纯性（良性）和浸润性（恶性）突眼两类。

甲状腺功能亢进症为什么会引起突眼

甲状腺功能亢进症（甲亢）患者出现突眼的确切发病机制还不清楚，主要与细胞免疫和体液免疫有关。部分甲亢患者的血液中可产生一种导致突眼的物质，这种物质可使眼球后的脂肪、肌肉等组织发生炎症、水肿和增生，导致眼球压力增高、活动受限，从而迫使眼球向前突出。单纯性突眼的原因主要是交感神经兴奋，还有甲状腺激素的作用导致眼外肌和提上睑肌张力增高。而浸润性突眼除上述原因外，眶内软组织肿胀、增生和眼肌的明显病变使眼球明显突出，活动受限。患者往往有眼内异物感、眼部胀痛、畏光、流泪、复视、斜视、视野缩小及视力下降，严重者眼球固定、角膜溃疡或全眼球眼炎,甚至失明。

为什么有些甲状腺功能正常的人也会有突眼

突眼与甲状腺功能亢进症(甲亢)出现的时间可以不一致。只有约25%的患者两者同时出现,另有小部分患者突眼先于甲亢出现,时间6个月甚至4年不等,还有患者突眼滞后于甲亢出现,时间亦6个月甚至4年不等,所以甲状腺功能正常的人也会有突眼。但这类患者虽然其甲状腺激素水平不高,如果检查甲状腺功能的其他指标,如兴奋或抑制试验、有关抗体的检测等,仍能发现甲状腺功能紊乱的证据。另外,除了甲亢患者可出现突眼症状外,肺心病、尿毒症、慢性肝病、白血病、近视眼等疾病的患者及有家族遗传史的人也可出现突眼的症状。

发生甲状腺功能亢进性突眼的危险因素有哪些

有研究发现:年龄小、体重偏轻、吸烟、过多摄入含碘食盐,有甲状腺功能亢进症(甲亢)家族史、三碘甲状腺原氨酸(T_3)及甲状腺素(T_4)甲亢用 ^{131}I 放射性核素治疗后等是甲亢突眼发生的危险因素。

甲状腺功能亢进症严重性与突眼成正比吗

毒性弥漫性甲状腺肿患者有不同程度的眼部受累,但大部分临床表现为轻度,中、重度眼病不足10%。甲状腺功能亢进性突眼一般分为非浸润性突眼和浸润性突眼。需要明确的是,浸润性眼病的轻重程度与甲状腺功能亢进的程度常常无明显关系。

甲状腺功能亢进性突眼的临床表现有哪些

甲状腺功能亢进性突眼的临床表现主要有:
(1) 眼球向前突出,突眼度一般不超过18 mm。
(2) 眨眼减少。
(3) 眼裂增宽,向前平视时,眼珠上方露眼白。
(4) 眼睛向下看时,上眼睑不能随眼球下落或下落滞后于眼球。
(5) 眼睛向上看时,前额皮肤无额纹。
(6) 两眼看近物时,眼球不能"对眼儿"。

浸润性突眼较少见,多发于成年患者。除上述眼征更明显外,往往伴有眼睑肿胀、结膜充血水肿。

甲状腺功能亢进性突眼有哪些治疗方法

甲状腺相关性眼病治疗尽管已经取得一些进展,但是仍然十分棘手,尚不能取得完全的功能和外观的改善。严重甲状腺相关性眼病的治疗更是一个临床难题,甲状腺相关性眼病的治疗目的是纠正甲状腺功能的异常和消除或缓解眼部症状。该病大多为自限性,一般能在3~36个月内自行缓解,仅5%左右的患者会发展到严重危害视力、损害容貌的程度。甲亢突眼的治疗包括一般治疗、保守治疗和手术治疗。

（1）一般治疗：包括应用抗甲状腺药物以控制高代谢，稳定甲状腺功能；联用左旋甲状腺素钠片与抗甲状腺药物以调整下丘脑-垂体-甲状腺轴功能。

（2）保守治疗：包括糖皮质激素、免疫抑制剂（环孢素）、生长素抑制剂、肉毒杆菌、免疫球蛋白、眶内放疗及放疗与皮质激素联合应用等。

（3）手术治疗：对于严重的眼球突出、有疼痛或角膜溃疡者，经药物治疗无效或无法长期应用糖皮质激素治疗者，严重复视、需手术纠正者，可使用眶减压术或眼外肌手术，可明显改善突眼。

为什么甲状腺功能亢进症药物治疗过头会加重突眼

甲状腺功能亢进症（甲亢）患者应用抗甲状腺药物进行治疗，应避免因用药量过大而诱发或加重突眼症状。原因是由于抗甲状腺药物治疗过量会导致甲状腺功能减退，促甲状腺素（TSH）水平升高，会促使眼球后脂肪组织的增生，从而突眼加重。

甲状腺功能亢进性突眼患者可以用 ^{131} 碘放射性核素治疗吗

甲状腺功能亢进性突眼患者选用 ^{131} I 放射性核素治疗甲亢须慎重，一般认为 ^{131} I 放射性核素治疗对眼病的危险度大于口服抗甲状腺药物治疗，曾有报道 ^{131} I 放射性核素治疗甲亢后眼病恶化的发生率明显高于口服抗甲状腺药物治疗，并与治疗前眼病的严重程度有关，治疗前眼病严重或活动性强的患者恶化率高。因此，一般情况下以选用口服抗甲状腺药物治疗甲亢为宜，必要时才用^{131}I放射性核素治疗，但须加用泼尼松，以防眼病恶化。

甲状腺功能亢进性突眼患者可以行甲状腺手术吗

目前比较公认的是应用抗甲状腺药物治疗使甲状腺功能恢复正常的同时应用糖皮质激素等治疗眼病。外科手术治疗甲状腺可能使眼病得到一定程度的缓解。

甲状腺功能亢进性突眼患者生活上要注意什么

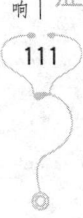

甲状腺功能亢进（甲亢）性突眼患者应注意保护眼睛，如戴有色眼镜防止强光和灰尘，睡觉时涂眼药膏或戴眼罩，抬高头位以减轻眶周水肿；对于轻度复视的患者可佩戴三棱镜；要定期复诊，掌握病情的变化；戒烟；保持快乐平和的心境等。用0.5%氢化可的松滴眼液，可减轻局部刺激症状。

甲亢眼病患者为什么应少看电视和电脑

长时间看电视会损害视力的说法已经不新鲜了。然而对于甲状腺功能亢进症（甲亢）患者来说，则不仅仅是视力下降这么简单了,严重时会引起恶心、呕吐和暂时性失明。眼病是甲亢的三大临床表现之一。由于甲亢患者存在眼肌调节障碍,所以任何"劳累"到眼肌的行为,如长时间看电视、看书等都会成为诱发更严重眼病的催化剂。因为荧光屏的跳跃闪动,快捷的切换速度,都会使眼肌处于紧张状态,导致眼部肌肉调节紊乱失衡,引起更严重的眼睛胀痛、视力模糊、眼角干涩等症状,有时还会伴有头晕头痛,甚至出现恶心、呕吐,以及暂时性失明。此外,长时间接触电脑和电视荧屏发射出的辐射线,会对眼睛产生刺激作用。甲亢眼病患者的抗辐射能力较正常人低,更易被损伤。因此,甲亢患者连续看电视、用电脑不要超过2小时,连续看书、看报也要在2个小时以下。

甲状腺功能亢进性眼病放射治疗的方法是怎样的

将患者头部固定,保护好眼睛的晶状体和角膜,用铅遮挡住不必要的照射区,如脑部。主要照射眼眶范围。

甲状腺功能亢进性眼病放射治疗的效果怎样

甲状腺功能亢进性眼病,尤其浸润性突眼的患者,早期应用眼眶放射治疗,会起到非常好的效果。文献报道眼眶放射疗法有效率为65%～90%,完全好转约26%,部分好转约50%,继续进展者为5%。所以在甲亢眼病的6个月内选择该治疗方法最佳。改善最明显的是眼睑水肿,但是对眼球突出和眼球运动障碍效果较差。

甲状腺功能亢进性眼病放射治疗的并发症有哪些

甲状腺功能亢进性眼病放射治疗可以引起以下并发症：

（1）白内障：出现时间约在照射后 6 个月或几年，平均 2～3 年，因此照射前准确的定位及照射时摆位非常重要。

（2）放射性视网膜炎：常在照射后 4～36 个月发生，症状从轻度视力损伤到视力完全丧失，所以合并有糖尿病视网膜病变的甲亢眼病患者不能选用此方法。

（3）放射诱发的肿瘤：因为照射范围很小，照射剂量很低，所以一般不会引起肿瘤的发生。但是在年轻的甲亢眼病患者如果经过眼眶放射治疗复发，一般不做第 2 次放疗。

甲状腺功能亢进症与肌肉

甲状腺功能亢进症患者出现肢体不能动弹需要考虑哪些疾病

甲状腺功能亢进症（甲亢）患者突然出现肢体不能动弹常常需要考虑以下疾病，需要立即送往医院，不能耽误病情：

（1）甲状腺功能亢进合并急性甲亢性肌病。

（2）甲状腺功能亢进合并周期性麻痹。

（3）甲状腺功能亢进症伴重症肌无力。

(4) 慢性甲亢性肌病。

什么是甲状腺功能亢进症周期性麻痹

甲状腺功能亢进症(甲亢)周期性麻痹是甲亢患者突然出现肢体不能活动的最常见原因。主要表现为甲亢患者除了有甲亢的临床表现,如多汗、怕热、易饥饿、消瘦、眼征,甲状腺肿大外,还可以检测到明显的低钾血症,这种现象称之为甲亢周期性麻痹。

甲状腺功能亢进症周期性麻痹的流行病学情况如何

甲状腺功能亢进症(甲亢)周期性麻痹为甲亢性肌病的一种常见类型,多见于亚洲国家,尤其在我国及日本。发生率为1.9%～8.8%,西方国家较少见,北美国家发生率仅为我国的1/10。好发于20～40岁的青壮年男性,男女之比约为70：1

甲状腺功能亢进症周期性麻痹的临床特点是什么

甲状腺功能亢进症(甲亢)周期性麻痹的临床特点:
(1) 多见于青壮年男性。
(2) 典型低钾性周期性麻痹发作常见于清晨或半夜醒来时,发现四肢无力,甚至瘫痪,表现为下肢重、上肢轻,近端重、远端轻,四肢肌张力降低,但感觉正常,知觉及意识亦无变化。轻症者,仅累及双下肢,一般头颈部肌肉不受累,呼吸肌、膀胱括约肌亦无影响。对电刺激几乎无反应。一般发作可持续几分钟到几天。

（3）发作时血钾降低，补钾可快速控制症状，控制甲亢后，很少再发生。

甲状腺功能亢进症周期性麻痹发病机制怎样

甲状腺功能亢进症（甲亢）周期性麻痹发病的主要原因与自身免疫钾代谢失调有关，主要导致低血钾的发生。甲亢患者甲状腺激素直接刺激细胞膜钠-钾-三磷酸腺苷（ATP）酶活性，并提高受体数目，促进细胞外钾向细胞内转移，出现低血钾而发生周期性麻痹。另外，有学者认为增多的甲状腺激素还使糖的氧代、分解、利用加速，促进细胞外钾向细胞内转移而发生对称性软瘫，它可能也是导致发生甲亢周期性麻痹的机制之一。

甲状腺功能亢进症周期性麻痹的诊断是什么

甲状腺功能亢进症（甲亢）周期性麻痹通过以下几点就可以明确诊断。

（1）突然出现双下肢或四肢软瘫，同时伴有心悸、多汗、多食、消瘦、乏力、易激动等甲亢症状。

（2）常有高糖膳食、情绪激动、精神刺激等诱因。

（3）实验室检查发现血清钾低于 3.5 mmol/L，游离三碘甲状腺原氨酸（FT_3）、游离甲状腺素（FT_4）高于正常，促甲状腺激素（TSH）降低。

(4) 排除了其他疾病所导致的低血钾。

(5) 随甲亢治疗好转而明显改善及痊愈,伴低钾时补钾治疗有特效。

甲状腺功能亢进症周期性麻痹患者首选什么治疗

周期性麻痹是甲状腺功能亢进症(甲亢)患者较常见的神经肌肉并发症,有时甚至是甲亢患者的主要症状和就诊原因。治疗的关键是在于尽快控制甲亢。抗甲状腺药物能抑制甲状腺素的合成,从而控制甲亢症状,减少周期性麻痹发作次数及降低严重程度,但停药后一半甲亢容易复发,所以容易出现甲亢伴有周期性麻痹症状可能反复。^{131}I放射性核素治疗能放出β射线致甲状腺激素分泌减少,甲状腺内淋巴细胞产生抗体减少,对甲亢并周期性麻痹有明显的治疗作用,^{131}I放射性核素治疗后第1周甲亢症状及周期性麻痹轻微加重,3~4周后症状逐渐减轻,一般治疗后6个月即可明确疗效。研究显示对于甲亢合并周期性麻痹的患者,^{131}I放射性核素治疗优于抗甲状腺药物的治疗。

甲状腺功能亢进症周期性麻痹患者生活上要注意些什么

应注意大量摄入甜食、过量运动、暴露于寒冷环境、精神紧张、感染、外伤等都可以诱发甲亢周期性麻痹,药物如胰岛素、排钾性利尿剂、肾上腺素、毒扁豆碱、毛果芸香碱等也可诱发甲亢周期性麻痹发作,都应注意避免。

什么是甲状腺功能亢进症肌病

甲状腺功能亢进症（甲亢）肌病是较常见的一种甲亢性肌病。基本病因是甲状腺素分泌过多。过多的甲状腺素抑制了磷酸肌酸激酶的活性，使骨骼肌肌酸和磷酸含量减少；另一方面，甲状腺素作用于肌细胞内线粒体，使其发生肿胀变性、三磷酸腺苷减少及能量代谢紊乱，出现肌无力和肌萎缩。因近端肌群含线粒体丰富，故肌病最多先累及近端。病理改变主要表现为肌纤维退行性变，并有大量淋巴细胞和浆细胞浸润。

甲状腺功能亢进症（甲亢）肌病分为急性肌病和慢性肌病。

甲状腺功能亢进症急性肌病的诊断标准是什么

甲状腺功能亢进症（甲亢）急性肌病诊断标准：

（1）重度甲亢临床表现或高浓度的甲状腺素水平。

（2）起病危急，病情凶险，眼球麻痹症状显著，呼吸肌麻痹而危及生命。

（3）肌萎缩不显，腱反射减弱或消失。

甲状腺功能亢进症急性肌病的临床表现是什么

甲状腺功能亢进症甲亢急性肌病又称甲亢性延髓麻痹，临床少见，起病急骤，通常在甲亢发病后 2～4 周起病，60%～80% 为女性患者。表现为迅速发展的近端肌无力，抬肩、下蹲困难，上下楼无力。16% 的患者出现吞咽困难、饮水呛咳。面部肌肉、舌肌和眼睛肌肉也可以受累，表情减少，说话语音不清，看东西出现复视，甚至呼吸困难，呼吸停止，危及患者生命。

甲状腺功能亢进症急性肌病的临床检查有哪些异常表现

甲状腺功能亢进症（甲亢）急性肌病的患者可以发现肌酸磷酸激酶正常或轻度升高；肌电图显示肌源性损害；血中抗乙酰胆碱抗体不增高；用新斯的明治疗无效。

甲状腺功能亢进症急性肌病治疗方法是什么

甲状腺功能亢进症（甲亢）急性肌病病势急剧，除了积极用抗甲状腺药物治疗外，常需进行监护抢救，必要时行气管切开术，一般在甲亢控制后2个月，甲亢急性肌病才缓慢地恢复正常。

甲状腺功能亢进症慢性肌病的诊断标准是什么

甲状腺功能亢进症（甲亢）慢性肌病诊断标准：
（1）有甲亢临床表现，甲状腺激素或甲状腺自身免疫抗体升高。
（2）进行性肌无力和萎缩以骨盆带肌最为严重。
（3）蹲位站起或登楼困难。
（4）新斯的明药物治疗试验无效。

（5）肌肉变性与甲亢病情程度及病程呈正相关。

（6）肌电图发现异常改变。

（7）肌肉活检显示本病特征性改变。

甲状腺功能亢进症慢性肌病的发病机制是什么

产生甲状腺功能亢进症（甲亢）慢性肌病的主要原因是甲状腺激素在肌细胞线粒体中引起氧化磷酸化脱偶联的作用。红肌纤维含有较多的线粒体，白肌纤维中线粒体较少，而人体近端肌肉以红肌纤维为主，受甲状腺激素影响较大，因此甲亢慢性肌病患者主要表现为下蹲、登楼梯、上举会受到严重影响。

甲状腺功能亢进症慢性肌病的临床表现是什么

甲状腺功能亢进症（甲亢）慢性肌病病情发展缓慢，一般在甲亢1~2年后发病，多见于中年男性，以40~50岁多见。表现为进行性加重的肌无力、消瘦甚至肌肉萎缩，但无肌肉瘫痪和感觉障碍，以手部、小鱼际肌、肩肌、骨盆肌、臀肌较为明显。患者常诉上楼、蹲位起立及梳头困难，其次是远端肌群，双侧对称。严重者吞咽困难、饮水呛咳、发音不清。

甲状腺功能亢进症慢性肌病的临床检查有哪些异常表现

血清肌酸磷酸激酶呈轻中度升高；肌电图肌病样表现；对新斯的明药物治疗无效；尿肌酸排泄增高。

甲状腺功能亢进症慢性肌病有哪些治疗方法

甲状腺功能亢进症(甲亢)慢性肌病因病情轻重大多与甲亢的严重程度有关,所以只要甲亢得以控制,肌病即好转,一般不需特殊处理。约3个月后甲亢慢性肌病的临床表现和肌电图会有好转,5个月后肌电图可全部正常。

甲状腺功能亢进症合并重症肌无力的诊断标准是什么

甲状腺功能亢进症(甲亢)伴重症肌无力诊断标准:

(1) 甲亢诊断明确,血中甲状腺激素水平与肌无力可显不同程度的平行。

(2) 主要累及眼部肌群,如眼睑下垂、眼球运动障碍和复视,症状常常有早上轻、晚上重规律性变化。

(3) 经休息或治疗后症状可明显改善。

(4) 用新斯的明治疗试验可以明显改善症状。

(5) 肌电图显示肌肉动作电位幅度递减10%以上。

(6) 血清乙酰胆碱抗体阳性。

甲状腺功能亢进症合并重症肌无力的发病机制是什么

甲状腺功能亢进症(甲亢)和重症肌无力均为自身免疫病,血清中均可检测出自身抗体如抗横纹肌抗体、抗核抗体、抗甲状腺抗体及抗胸腺抗体,但甲亢时甲状腺激素分泌增加,乙酰胆碱分解加速,乙酰胆碱抗体含量增加。由于缺乏乙酰胆碱,故在神经肌肉接头处神经冲动传递发生障碍,引起重症肌无力。

甲状腺功能亢进症合并重症肌无力的临床表现是什么

约1%甲状腺功能亢进症(甲亢)者合并重症肌无力,以眼肌麻痹多见,一侧或两侧交替的眼睑下垂、复视和视力模糊,严重者眼球完全固定。也可累及全身肌肉,出现咀嚼、吞咽和说话功能障碍,上臂、手及躯干肌无力,抬臂及抬腿困难,严重者可出现呼吸肌无力,发生肌无力危象。肌无力症状于清晨或休息时减轻,午后加重,用新斯的明或腾喜龙后症状可改善,重复神经刺激显示肌肉动作电位波幅递减波现象,即开始电位正常,反复刺激后波幅与频率减低,依酚氯铵(腾喜龙)可使之改善。

甲状腺功能亢进症合并重症肌无力的临床检查有哪些异常表现

甲状腺功能亢进症(甲亢)者合并重症肌无力血清中肌酸磷酸激酶正常,血清中抗乙酰胆碱抗体阳性,肌电图也呈肌病样表现,用新斯的明治疗肌力明显增强。

甲状腺功能亢进症合并重症肌无力有哪些治疗方法

甲状腺功能亢进症(甲亢)合并重症肌无力的治疗方法

在应用抗甲状腺药物治疗甲亢同时治疗重症肌无力。应用肾上腺皮质激素治疗眼肌型,而延髓型及全身型需加用新斯的明、溴吡斯的明(吡啶斯的明)、安贝氯铵(酶抑宁)等乙酰胆碱酯酶抑制药。

甲状腺功能亢进症与性功能

甲状腺功能亢进症会引起性功能障碍吗

甲状腺功能亢进症(甲亢)患者由于甲状腺激素水平的升高影响了下丘脑-垂体-性腺轴功能。在临床上,男性甲亢患者可出现阳痿、性功能低下及男性乳腺发育症等表现,但有部分患者在甲亢早期由于甲状腺激素的增高引起神经兴奋性增强,可出现暂时性的性功能亢进现象。随着甲亢治疗的好转,这些功能紊乱会逐渐恢复正常。

为什么甲状腺功能亢进症患者会出现性功能障碍

由于甲状腺功能亢进症(甲亢)患者机体耗氧及蛋白质的合成和代谢加速,产生的大量甲状腺激素(TH),促使性激素结合球蛋白大量增加,促使合成更多的睾酮、雌二醇,同时睾酮、雌二醇代谢清除率下降。睾酮在外周组织向雌二醇的代谢转化率也升高,从而导致血清雌二醇水平明显升高。

甲状腺功能亢进症引起性功能障碍如何治疗

当甲状腺功能亢进时,引起的性功能变化,不需要特殊治疗,关键是甲状腺功能亢进症(甲亢)的治疗,只要通过抗甲状腺药物治疗或 ^{131}I 放射性核素治疗以及手术治疗后,大部分性功能障碍的表现,会自然缓解。

甲状腺功能亢进症会导致月经减少吗

甲状腺功能亢进时,游离三碘甲状腺原氨酸(FT_3)、游离甲状腺素(FT_4)升高,会导致垂体促甲状腺激素(TSH)水平降低,从而会影响垂体促性腺激素分泌,因此在女性甲状腺功能亢进症患者,时常有月经减少甚至闭经,并可导致不孕、流产等。

甲状腺功能亢进症与乳腺发育

甲状腺功能亢进症患者会出现乳腺发育吗

甲状腺功能亢进症(甲亢)患者常存在下丘脑—垂体—性腺轴功能紊乱,文献报道有20%~40%的男性甲亢患者会出现不同程度的男性乳腺发育症。

为什么有的甲状腺功能亢进症男性患者会出现乳腺发育

男性甲状腺功能亢进症(甲亢)患者出现乳房发育可能与以下因素有关：甲亢时雄烯二酮增加，通过外周芳香化酶转化为雌激素增加；另外，甲亢时甲状腺激素升高，使血浆中性激素结合球蛋白浓度增高，结合的雄激素也增高，从而使未结合的雌激素与睾酮的比例升高。以上原因导致雌激素水平绝对或相对增多，于是部分患者就会出现乳房发育，甚至溢乳的现象。

甲状腺功能亢进症患者出现乳腺发育如何治疗

男性甲状腺功能亢进症(甲亢)患者出现乳房发育，不用特别紧张，关键在于甲亢的治疗，只要通过抗甲状腺素药、^{131}I放射性核素和手术等方法有效控制甲亢，乳房发育的现象，自然就会缓解。对内科治疗一定时间后仍无效，或是乳房已增生多年而成为患者精神负担时，则可通过外科手术切除增生肥大的乳房腺体组织。

甲状腺功能亢进症与骨质疏松

甲状腺功能亢进症患者为什么会容易发生骨质疏松

甲状腺功能亢进症(甲亢)患者容易发生骨质疏松与以

下原因有关：

（1）甲亢时，体内甲状腺激素大量分泌，使患者全身的新陈代谢加快，体内蛋白质大量分解，造成了骨基质形成不足。

（2）甲亢又使骨转换率明显加快，骨钙大量释放入血，同时尿钙、尿磷的排泄增加，患者体内出现了负钙平衡。

（3）大量的甲状腺素分泌还增加肠蠕动，同时可明显降低活性维生素D的水平，这样会使胃肠道对钙、磷及各种骨营养物质吸收减少。以上原因共同作用，导致发生骨质疏松症。

甲状腺功能亢进症患者出现骨质疏松症如何治疗

甲状腺功能亢进症（甲亢）患者出现骨质疏松症时，积极治疗甲亢原发病是预防骨质疏松的关键，同时需要进行抗骨质疏松的治疗，具体包括：

（1）在控制甲亢症状的前提下，保持适当的体育锻炼。

（2）尽量从食品中补充钙质，扩展食物种类，多食含钙食物，如菠菜、韭菜、蘑菇、鱼类、骨汤、牛奶等；病情严重的需同时服用钙剂。

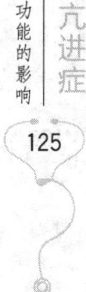

（3）补充维生素D，多晒太阳促进钙质吸收。

（4）使用药物降钙素或二膦酸盐以抑制破骨细胞活性，抑制骨吸收。

（5）如患者为绝经后的妇女，还可采用激素替代疗法，补充雌激素，防止骨量丢失。需要指出的是，在抗甲状腺药物治疗甲亢时，血促甲状腺激素（TSH）恢复正常水平很重要，这可促使骨转化变为正常，但骨病的恢复则通常晚于甲亢的治愈。

甲状腺功能亢进症与糖尿病

甲状腺功能亢进症合并糖尿病多吗

甲状腺功能亢进症(甲亢)合并糖尿病的发生率为3.2%,其中弥漫性毒性甲状腺肿伴糖尿病的发生率为1.7%,结节性毒性甲状腺肿合并糖尿病高达5.6%。1型糖尿病合并甲亢者女性约占7.5%,男性约占1.1%;2型糖尿病合并甲亢者女性约占2.0%,男性占1.1%。

甲状腺功能亢进症患者为什么容易患糖尿病

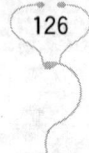

甲状腺功能亢进症(甲亢)患者较容易发生糖尿病,可能与以下原因有关:

(1)甲亢患者血中甲状腺激素升高,而后者可促进肠道对糖的吸收,加速肝脏糖原分解及异生。

(2)甲亢时,机体处于"高代谢"状态,胰岛素降解加速使得机体处于胰岛素相对不足状态。

(3)甲亢可破坏机体胰岛β细胞,使胰岛素分泌减少。

(4)甲状腺激素还可激活肾上腺β受体,增强儿茶酚胺的敏感性,从而抑制胰岛素的释放,导致血糖升高。上述诸因素的作用,最终导致胰岛β细胞功能障碍,从而发展为糖尿病。

甲状腺功能亢进症患者合并糖尿病怎样分类

甲状腺激素是一种可以拮抗胰岛素的激素。甲状腺功能亢进症(甲亢)时高浓度的甲状腺激素拮抗胰岛素的作用更强,并且可以促进肠葡萄糖的吸收及促进糖原异生,因此引起血糖增高,导致糖尿病。这种糖尿病是由于甲亢引起,故可称为继生性糖尿病。一般空腹血糖正常,餐后血糖增高,耐量异常更常见,甲亢控制后减轻或恢复甲亢病情控制,血糖逐步下降,甚至完全可以恢复正常,这是甲亢患者常见的糖尿病类型。另外一种甲亢和糖尿病都和家族性遗传有一定的关系。在临床上,两种病同时发生在一个患者身上的病例并不少见。这种糖尿病属于原发性,以1型糖尿病多见,因为两者体内均存在自身免疫性抗体,包括甲状腺球蛋白抗体、甲状腺过氧化物酶抗体、谷氨酸脱羧酶抗体、胰岛细胞抗体和胰岛素抗体。尤其是对于甲亢合并"白癜风"患者,往往出现的是1型糖尿病。第3种情况是原来就患有2型糖尿病,发生了甲亢。

甲状腺功能亢进症合并糖尿病的临床表现是什么

甲状腺功能亢进症(甲亢)与糖尿病的临床表现具有相似之处,如两者都可表现为多食、体重下降。但两者尚各有特征性的症状和体征。典型甲亢患者,有高代谢症状,如怕热、多汗、皮肤潮湿,有紧张焦虑、失眠不安、手和眼睑震颤、典型的眼征,甲状腺触诊呈弥漫性、对称性肿大,听诊上下极可闻及血管杂音等体征；而典型糖尿病者，除有多食、体重下降外，还有多尿、多饮，构成"三多一少"。如果患者同时具备上述两病的典型表现，则诊断较易。但当其中一者的表现不典型的时候容易误诊或漏诊。

甲状腺功能亢进症合并糖尿病饮食上要注意什么

甲状腺功能亢进症（甲亢）患者应忌碘，糖尿病则应控制饮食，但是由于甲亢是消耗性疾病，因此，饮食上适当放宽，主食应比单纯患糖尿病者多增加50～100 g，还要多吃高蛋白、高维生素、高微量元素的食物。酌情增加总热量，甲亢病情稳定后则应适当按照糖尿病食谱控制饮食，同时按照甲亢治疗要求禁食含碘食品和药品。

甲状腺功能亢进症合并糖尿病哪个治疗更重要

糖尿病合并甲状腺功能亢进症（甲亢）的患者首先应积极治疗甲亢为主，兼治糖尿病才能达到满意的疗效。甲亢缓解后，糖代谢紊乱也能随之纠正。因为甲亢的各种机制加速糖尿病的进程，使血糖难以控制。

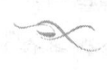

甲状腺功能亢进症合并糖尿病患者甲状腺功能亢进症的治疗方法有哪些

甲状腺功能亢进症（甲亢）的治疗方法：
（1）抗甲状腺药物。

(2) ^{131}I放射性核素治疗。

(3) 甲状腺次全切除手术治疗。

抗甲状腺药物方法同前述。但比起单纯性甲亢,抗甲状腺药物的治疗剂量需更大一些,疗程也更长一些,一般延长1~2倍时间。^{131}I放射性核素治疗,治疗过程简单方便,不需住院治疗,一次性治愈率达70%~80%,总治愈率可达95%以上。故有学者提出,^{131}I放射性核素治疗应为甲亢和糖尿病并存患者的首选治疗方法。手术治疗的适应证和禁忌证基本同于单纯甲亢患者,但并存糖尿病时,由于血糖控制不佳、糖尿病并发症的存在等,手术风险增加。

甲状腺功能亢进症合并糖尿病患者糖尿病的治疗方法有哪些

糖尿病的治疗方法:

(1) 甲亢未控制者,运动量要比单纯患糖尿病者减少,防止消耗过多能量,加重甲状腺功能亢进症(甲亢)。

(2) 糖尿病药物治疗,轻症可给予口服降糖药,可选择胰岛素促泌剂(磺脲类及格列奈类)或α-糖苷酶抑制剂,重者可给予胰岛素或胰岛素联用降糖药,但需指出,明显消瘦者慎用二甲双胍,因为可能加重甲亢患者的消瘦。甲亢相关性眼病者慎用噻唑烷二酮类增敏剂,因为该药可引起机体水钠潴留,会加重甲亢相关性眼病。甲亢合并糖尿病病情严重患者需要胰岛素治疗,胰岛素用量一般较单纯患糖尿病者要大,需增加25%~100%,餐前剂量可能偏大,基础剂量则偏小。对消化道症状明显,消化吸收功能较差者,胰岛素用量应减少。甲亢得到控制后,口服降糖药或胰岛素的用量要及时减少,否则患者容易出现低血糖反应。

甲状腺功能亢进症合并糖尿病的预后怎样

甲状腺功能亢进症（甲亢）引起的糖尿病患者，这种患者主要表现为糖耐量减低或轻型糖尿病，这种患者预后最好，甲亢控制后，血糖大部分就会好转，甚至"治愈"。如果甲亢合并1型糖尿病，那只能终身使用胰岛素治疗。第3种情况是原来就患有2型糖尿病，发生了甲亢的患者，甲亢控制前血糖常常难以控制，只有将甲亢控制后，降糖药物要及时减量，否则容易低血糖。

糖尿病患者什么情况应该考虑同时患有甲状腺功能亢进症

糖尿病患者如出现以下情况时应考虑到合并有甲亢，并及时做甲状腺功能检查：

（1）体重明显减轻的老年糖尿病患者。

（2）糖尿病控制不理想，三多一少加重，消瘦明显，无其他原因可解释者。

（3）伴有高代谢症状、甲亢眼征、甲状腺肿大者。

（4）不明原因的窦性心动过速，阵发性房颤者。

（5）糖尿病者出现消化系统症状如腹泻，经检查无消化系统疾病且对症处理无效者。

（6）糖尿病治疗后病情稳定，突然病情加重，胰岛素需要量增多者。

对甲亢患者应常规进行空腹血糖和餐后2小时血糖检查。

如何筛查甲状腺功能亢进症合并糖尿病的存在

美国甲状腺协会(ATA)建议所有成年人从35岁开始都应检测甲状腺功能,并每5年复查1次。而对于1型糖尿病患者,建议在诊断时就检测抗甲状腺过氧化物酶抗体(TPOAb),如果抗TPOAb阳性,就需要每年监测促甲状腺激素(TSH)。2型糖尿病患者也应在诊断时检测TSH,此后每5年复查1次。

甲状腺功能亢进症与精神障碍

甲状腺功能亢进症患者会出现哪些精神障碍

甲状腺功能亢进症(甲亢)患者由于甲状腺激素分泌增多导致交感神经兴奋性增高和新陈代谢加速。其精神障碍主要表现为对感知觉反应过强,易激惹,注意力不能集中、烦躁、失眠、疲乏等,与"神经症"相比较,甲亢时的紧张和焦虑持续存在,不为境遇所决定;在睡眠中心跳也是过速的;手掌湿润而温暖。还有一种罕见的甲亢类型称淡漠性毒性甲状腺功能亢进,系甲亢的一种特殊类型。患者以中老年为多,可有表情淡漠,对周围漠不关心,有时呈抑郁状态,无明显情感起伏。精神活动迟钝,回答问题迟缓,动作减少,不发生震颤。这种淡漠性甲状腺功能亢进症很容易被误诊为精神分裂症或抑郁症,亦有被误诊为甲状腺功能减退症者。这类病例虽少,亦应加以警惕。

甲状腺功能亢进症患者有精神障碍多吗

甲状腺功能亢进症(甲亢)与情感精神障碍有明显的共发性,甲亢患者主要表现为神经兴奋性增高与高代谢综合征,常有焦虑、恐惧、急躁、多疑、抑郁等心理反应。文献报道,甲亢患者33%～50%患有焦虑障碍,22%～33%患有抑郁障碍。

甲状腺功能亢进症患者为什么会有精神障碍

甲状腺功能亢进症(甲亢)所致的精神障碍可以是由于甲状腺疾病本身对脑功能的影响,也可以是由于严重的内分泌改变引起的急性脑代谢障碍或长期弥漫性脑损害所致。一般认为,甲亢时的精神障碍是患者病情性格、心理因素和甲状腺功能增强三者共同作用的结果。甲亢起始多以精神刺激为主要诱因,持久的刺激及感染等应激因素,造成自身免疫功能紊乱,导致甲状腺素细胞增生,机体产生过多的甲状腺素,后者具有提高神经兴奋性的作用,患者可出现烦躁、易怒、失眠、疲乏等相应症状。此外,甲亢患者对自身疾病了解不全,觉得"甲亢"是不能彻底根治的疾病,得了甲亢后生活、事业甚至婚姻均会受到影响,这种对疾病的片面认识也是加重甲亢患者精神障碍的重要原因。

甲状腺功能亢进症患者出现精神障碍如何治疗

当甲状腺功能亢进症（甲亢）患者出现精神障碍时，控制甲亢是改善精神障碍的根本治疗。很多甲亢患者经过抗甲状腺药物、^{131}I放射性核素治疗或手术治疗后，精神障碍的症状自行缓解。心理疏导也是治疗的一种手段，在专科医师的帮助下，加深对疾病的认识，树立战胜疾病的信心，同时加以一些必要的对症治疗[如普萘洛尔（心得安）减慢心率，镇静类药物帮助睡眠]；如症状严重时可加用抗抑郁药也是必要的。

甲状腺功能亢进症出现精神障碍应该如何护理

甲状腺功能亢进症（甲亢）患者常处于精神紧张状态，情绪易激动，急躁易怒，受到不良刺激后可更明显，对他人言行和周围事物敏感多疑。根据患者的病情应生活于安静、整洁、舒适环境，避免噪声的刺激。平时应关心体贴患者。避免刺激患者造成情绪波动；与患者进行思想沟通，及时解除患者的焦虑情绪，帮助患者建立舒畅愉快的生活氛围。家庭成员在夜间走路要轻、谈话声音要小。忌饮酒、咖啡、浓茶，以减少食物中对患者的不良刺激。

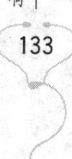

为什么精神受到刺激容易诱发甲状腺功能亢进症

精神受到刺激时，垂体释放促肾上腺皮质激素增加，导致血中糖皮质激素增多,交感-肾上腺髓质系统的活动也加强,血中儿茶酚胺含量增加,最终出现免疫系统功能改变。另外,精神创伤使中枢神经系统和下丘脑—垂体—肾上腺轴功能紊乱,机体的免疫能力降低,刺激性甲状腺免疫球蛋白产生增多,进而诱发甲状腺功能亢进症。

甲状腺功能亢进症容易误诊为绝经期综合征吗

甲状腺功能亢进症(甲亢)时由于甲状腺激素能够提高中枢神经系统的兴奋性,自主神经功能紊乱,致多数患者有性情烦躁、多言多动、喜怒无常、失眠多梦、坐立不安等症状。但是在老年患者常常没有明显的高代谢综合征表现,如怕热、出汗、胸闷、心悸、食欲增加等,因此非常容易误诊为精神疾病或绝经期综合征。

甲状腺功能亢进症与皮肤病变

甲状腺功能亢进症患者皮肤为什么会偏黑

甲状腺功能亢进症(甲亢)患者可出现皮肤弥漫性色素沉着,以暴露、压迫及摩擦部位明显,掌跖皱褶处及颊黏膜多见。原因可能与甲状腺素使血中的糖皮质激素(皮质醇)加速降解有关,后者浓度下降,使垂体组织分泌更多促肾上腺皮质激素(ACTH),促肾上腺皮质激素化学结构与促黑素细胞激素（MSH）相似，因此甲亢患者促黑素细胞激素水平升高，而促黑素细胞激素可刺激黑素细胞产生色素。因此，有些甲亢患者会出现皮肤偏黑。

甲状腺功能亢进症患者皮肤偏黑需要治疗吗

不需要。一般只需要积极治疗甲亢疾病本身，色素沉着症状即皮肤偏黑可得到缓解。

抗甲状腺药物导致皮肤瘙痒多吗

甲状腺功能亢进症（甲亢）患者抗甲状腺药物治疗期间出现皮肤过敏的发生率为2%～8%。一般发生在服药3周后，表现为瘙痒、荨麻疹，停药后可自愈。

甲状腺功能亢进症患者为什么容易出现皮肤瘙痒

首先，甲状腺功能亢进症（甲亢）患者容易合并出现慢性荨麻疹，表现为风团样皮损，呈鲜红色、黄白色或肤色，风团大小和形态不一，可逐渐蔓延，融合成片，患者常有明显瘙痒症状，其发生原因为：甲亢是一种自身免疫性疾病，部分患者体内出现较高浓度的免疫球蛋白E（IgE）抗体，其与自身抗原或其他抗原性物质发生结合反应即可产生活性物质，亦可在皮肤上出现风团样皮损。随着甲亢病情的控制，瘙痒症状亦会改善及消失。其次，部分患者在用药过程中出现的皮肤瘙痒则可能是药物的不良反应，通常轻反应仅有皮肤瘙痒,也可能伴随皮疹的出现,疹子多半如同小米粒一样,也可能呈风团样改变。一般情况下通过服用抗过敏药物或改用其他类型的抗甲状腺药物后情况就会缓解。

甲状腺功能亢进症患者出现皮肤瘙痒需要停药吗

一般情况下,在服药过程中出现皮肤瘙痒可暂不停药,可予加用抗组胺类药物或换用不同类型抗甲状腺药物大多可使症状得到改善。

甲状腺功能亢进症患者出现什么样的皮肤改变需要停用抗甲状腺药物

部分甲状腺功能亢进症(甲亢)患者服抗甲状腺药物出现皮肤变态(过敏)反应,经抗过敏药物治疗皮疹不消退甚或进行性加重,甚至出现剥脱样改变时需考虑停用抗甲状腺药物,改用其他方法治疗甲亢。

什么是胫前黏液性水肿

胫前黏液性水肿,也称为甲状腺毒性黏蛋白沉积症,主要表现黏蛋白沉积于胫骨前皮肤和皮下组织,但是胫前皮肤隆起、结节状带黄色蜡样斑块。

胫前黏液性水肿的发病机制是什么

主要还是与免疫机制紊乱有关,甲状腺功能亢进症(甲六)患者由于细胞免疫和体液免疫异常,产生长效甲状腺刺激因子,促使纤维细胞增生并产生大量的黏蛋白。

甲状腺功能亢进症胫前黏液性水肿的临床表现是什么

甲状腺功能亢进症(甲亢)患者胫前黏液性水肿常见于甲状腺手术或者 ^{131}I 放射性核素治疗后5年左右发生。可以发现胫前皮肤呈圆形或卵圆形坚实水肿性斑块或结节,压之凹陷,边界清楚,表面皮肤紧张菲薄,淡红色或棕色,或呈蜡样半透明,表面凹凸不平,也可以发生在头皮、手臂、臀部、下腹以及足趾、足背等。

胫前黏液性水肿有哪些治疗方法

首先应该积极治疗甲状腺功能亢进症(甲亢)。其次可以用糖皮质激素(氢化可的松软膏等)涂在患处,并且封包起来,连续数周或数月常常有效,但是停药后容易复发。还有一些少用的方法,如抗肿瘤药物疗法,包括苯丁酸氮芥、环磷酰胺等;血浆置换;大剂量静脉注射丙种球蛋白。中医中药是我国医学宝库,很多患者经过仔细辨证论治,可以起到很好的效果。

甲状腺功能亢进症患者为什么会脱发

有些甲状腺功能亢进症(甲亢)患者会出现脱发,引起脱发主要有以下几点原因:

（1）内分泌因素：雄激素可以刺激毛发生长。甲亢患者体内 5-α 还原酶增高或作用增强，使雄激素（睾酮）转化为双氢睾酮（DHT）增加，致使雄激素相对或绝对不足。同时，DHT 会令头发正常生长周期遭受破坏，头发毛囊萎缩，导致脱发。

（2）精神因素：甲状腺激素作用于神经系统，可引起患者精神压力过大，头皮立毛肌收缩，毛细血管收缩，局部血液循环障碍，造成头发生态改变和营养不良。同时精神压力还可引起出汗过多和皮脂腺分泌过多，头发生存质量下降，从而导致脱发。

（3）自身免疫因素：斑秃患者血清中常可检出抗甲状腺抗体。

（4）药物因素：有些抗甲状腺药物，如丙硫氧嘧啶、甲巯咪唑、普萘洛尔及放射性碘等，会对某些敏感患者产生脱发的不良反应。

因此，甲亢患者的脱发现象是多因素的混合效应。

甲状腺功能亢进症患者脱发如何处理

甲状腺功能亢进症（甲亢）脱发患者在积极治疗甲亢原发病的基础上，处理上还需要注意以下几点：

（1）避免过度劳累：脑力劳动者由于经常熬夜、精神紧张会引起头皮微循环障碍，毛发血供减少，更易出现脱发。散步、松弛体操等均可消除疲劳。

（2）节制饮酒。

（3）选用合适的洗发剂：尽量选择无刺激的天然洗发剂，避免使用脱脂性强的或碱性洗发剂。

(4) 戒烟：吸烟使头皮血管收缩，影响头发生长发育。

(5) 合理营养、均衡膳食：多吃富含蛋白质及维生素B_2、维生素B_6的食物(如大豆、鸡蛋、菠菜、瘦肉、芦笋、香蕉)，可保护头发、延缓老化。同时避免辛辣、刺激、肥腻食物，它们影响血循环，增加头皮油脂分泌，产生脱发。

(6) 避免频繁使用电脑：长时间坐在电脑前可使大脑的兴奋性持续增高，与头发生长相关的内分泌功能发生紊乱，使头发的营养供应出现障碍，导致头发脆性增加而易脱落。

(7) 适当服用维生素A，可促使表皮角质生长。

(8) 头皮按摩：可促进血液循环，减缓脱发。

(9) 中药治疗：何首乌、菟丝子、旱莲草、锁阳对甲亢脱发有一定疗效，可能与免疫调节及抗自由基有关。

综上所述，甲亢脱发是一项综合治疗，治疗效果因人而异，在部分人群，症状可能出现在病程的某段时间。

甲状腺功能亢进症为什么可能合并红斑狼疮

自身免疫性疾病可分为器官特异性疾病和系统性疾病，系统性自身免疫性疾病包括风湿性关节炎、红斑狼疮、皮肌炎、系统性硬化症、多发性肌炎等，而器官特异性自身免疫性疾病最常侵袭的器官就是甲状腺。两者有共同的发病基础，但是患者体内免疫学指标不一样，红斑狼疮患者抗核抗体、抗Sm抗体阳性，而甲状腺功能亢进症(甲亢)患者甲状腺球蛋白抗体、甲状腺过氧化物酶抗体和促甲状腺激素受体抗体阳性。两者尽管都是自身免疫性疾病，但是同时发生是比较少的。

甲状腺功能亢进症与消化系统

甲状腺功能亢进症患者大便次数增多者多吗

甲状腺功能亢进症(甲亢)患者主要表现为高代谢综合征,如怕热、多汗、食欲亢进、消瘦等以及甲状腺肿大、眼征,而以腹泻为主要表现的甲亢比较少见,这种以腹泻为主要症状的不典型甲亢常以老年人和小儿多见,如不进行全面考虑,常常容易造成误诊。

甲状腺功能亢进症患者为什么容易出现大便次数增多

甲状腺功能亢进症(甲亢)时,由于甲状腺激素分泌增多,促使胃肠蠕动增加,肠蠕动过快消化吸收不良,因此容易引起大便次数增多。

甲状腺功能亢进症患者出现大便次数改变如何治疗

甲状腺功能亢进症(甲亢)患者出现腹泻治疗的根本措施是控制甲状腺功能。其中抗甲状腺药物治疗为其主要手段之一。对于伴有粒细胞减少的腹泻型甲亢,可先使用升白细胞药,待白细胞升至接近正常值时再使用抗甲状腺药物,但是由于甲亢是引起粒细胞减少及腹泻的根本原因，对于白细胞短期难以升至正常的患者，可在严密监测白细胞计数情况下使用降白细胞作用较小的丙硫氧嘧啶等抗甲状腺药物，只有甲亢得到有效控制后腹泻症状才会缓解，白细胞才会上升。因此对于甲亢性腹泻我们应尽量做到早诊断，早期予以抗甲状腺药物治疗。

老年人出现大便次数增多一定要排除甲状腺功能亢进症吗

甲状腺功能亢进症（甲亢）患者腹泻特点是大便稀薄，常有不消化食物，无脓血，脂肪可增加，极少伴腹痛，非常容易误诊为消化道疾病。因此，凡有腹泻伴进行性消瘦的患者，尤其是老年人，在排除消化系统其他疾病的同时，不应忽视甲亢的可能。需进一步询问病史，做甲状腺功能测定，方可明确诊断。

甲状腺功能亢进症与血脂

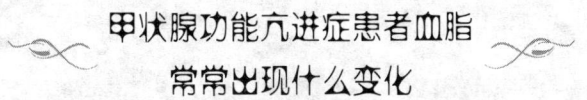

甲状腺功能亢进症患者血脂常常出现什么变化

甲状腺功能亢进症（甲亢）患者由于三酰甘油（甘油三酯）降解加快，同时胆固醇从胆汁酸中排出的速度也加快；因此甲亢患者常常会出现胆固醇和三酰甘油降低。

甲状腺功能亢进症患者为什么会出现血脂降低

由于甲状腺激素能增强腺苷环化酶的作用,影响儿茶酚胺、胰高血糖素等激素的作用,并使骨骼肌中脂蛋白酯酶活性增强,从而促进脂肪酸的氧化;同时甲状腺激素促进胆汁酸的合成,加速胆固醇的降解。因此,会出现血脂水平的明显降低。

甲状腺功能亢进症患者血脂降低如何治疗

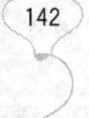

甲状腺功能亢进症(甲亢)患者血脂降低不需要任何治疗,关键是控制甲亢。甲状腺激素水平明显好转后,血脂水平会明显上升,甚至在一些甲亢患者三酰甘油(甘油三酯)和胆固醇高于正常。对于有冠心病或合并肥胖、糖尿病和吸烟的患者,如果甲亢控制后,血脂出现高于正常,应该进行积极的降血脂治疗。

特殊人群和特殊类型的甲状腺功能亢进症

姓名 Name _____ 性别 Sex _____ 年龄 Age _____
住址 Address _____
电话 Tel _____
住院号 Hospitalization Number _____
X 光号 X-ray Number _____
CT 或 MRI 号 CT or MRI Number _____
药物过敏史 History of Drug Allergy _____

新生儿和儿童甲状腺功能亢进症

新生儿为什么也会发生甲状腺功能亢进症

新生儿甲状腺功能亢进症(甲亢)是由于母亲有甲亢或桥本病,其体内有引起甲亢的抗体,在怀孕期间可通过胎盘进入胎儿体内,使新生儿生下来就有甲亢,有的可延迟至出生后几个星期或更长时间才发病。甲亢妊娠妇女的新生儿甲亢的患病率是1%~2%。

新生儿甲状腺功能亢进症有几种类型

新生儿甲状腺功能亢进症(甲亢)分为两种类型:

一种是由于母亲有甲亢或桥本病,其体内有引起甲亢的促甲状腺激素受体抗体(TRAb),在怀孕期间可通过胎盘进入胎儿体内,使新生儿生下来就有甲亢。一般在出生后6~12周可自然减轻或恢复正常,随着体内抗体水平下降而缓解。

还有一种少见的新生儿甲亢是由于促甲状腺激素-受体基因突变引起的,结构的变异使受体始终处于被激活状态,造成持续性甲状腺功能亢进及弥漫性甲状腺肿大。其特点:① 常有甲亢家族史,而且为常染色体显性遗传;② 缺乏甲亢眼征;③ 促甲状腺激素受体抗体(TRAb)阴性;④ 大部分开始为甲状腺肿,逐步出现甲亢的其他表现;

⑤甲亢不能自行缓解；⑥常有颅骨缝早期融合，前囟突出及智力障碍等后遗症。

新生儿甲状腺功能亢进症的有什么危害

新生儿甲状腺功能亢进症（甲亢）表现为心跳、呼吸加快，体温增高，出汗多，食欲不错但体重反而下降，严重者出现呕吐、腹泻、呼吸功能衰竭、心力衰竭。其危害有：

（1）加重患儿新生儿黄疸，并延长持续时间。

（2）肝脏增大、心跳过快时可发生心力衰竭。

（3）常有前囟凸起，囟门提早闭合，影响大脑发育，从而影响患儿智力发育。

新生儿甲状腺功能亢进症如何治疗

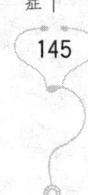

新生儿甲状腺功能亢进症（甲亢）死亡率高，一旦诊断应积极治疗。可同时应用抗甲状腺药物及碘剂，如丙硫氧嘧啶每日5～10 mg/kg，每8小时1次；卢戈氏液每8小时1次，每次1滴。这样联合应用，疗效迅速，于24～48小时即可见效。新生儿甲亢症状控制后先停用碘剂，抗甲状腺药物可继续使用，使婴儿维持甲状腺功能正常状态。一般1～3个月，待促甲状腺激素受体抗体（TRAb）阴性就可以停药了。对第二种新生儿甲亢，促甲状腺激素-受体基因突变引起的新生儿甲亢，可以用抗甲状腺药物治疗，但是容易复发，目前倾向于用甲状腺全切术，以免复发。

新生儿甲状腺功能亢进症如何随访

对于常见的第一种类型新生儿（甲亢），即由于母体的抗体通过胎盘进入胎儿体内引起的新生儿甲亢，一般治疗疗程在6～12周，这与促甲状腺激素受体抗体（TRAb）半衰期短（12天）有关，一般2～3个月后很少需要治疗。在抗甲状腺药物治疗期间，每个月随访1次甲状腺功能、血常规、肝功能和促甲状腺激素受体抗体（TRAb）就可以了。而对于少见的第二种类型新生儿甲亢，即由于基因突变引起的新生儿甲亢，患儿多在生下后不久死亡。如果有幸存活，可以先用抗甲状腺药物治疗，待甲状腺激素水平正常后行甲状腺全切术，同时定期随访甲状腺功能，若发现甲状腺功能减退，及时用左旋甲状腺素钠片治疗，等到甲状腺功能指标在新生儿的正常范围，每年随访1次甲状腺功能就可以了。

新生儿甲状腺功能亢进症如何护理

新生儿甲状腺功能亢进症（甲亢）生活上护理要注意：

（1）皮肤护理：每日用温水洗澡，特别注意皮肤皱褶处如颈下、腋下、腹股沟，一定要洗净擦干，然后更换清洁宽大衣物。勤换尿布，每次便后用湿纸巾擦净，局部涂护臀霜，预防臀红及逆行尿路感染。

（2）眼睛护理：本病患儿可有双目圆睁，瞬目运动减少，双眼球稍突出，睡眠时轻度露睛。可导致眼球干燥、容易受伤和发生角膜溃疡。为避免以上问题，可于患儿沐浴后涂泰利必妥眼药水，白天用湿盐水纱布覆盖双眼，根据情况适当涂金霉素眼药膏。为患儿眼睛进行操作前一定要彻底洗净双手。

（3）喂养护理：给予患儿足够的奶量，以满足患儿机体高代谢状态。为避免患儿饥饿时哭闹，为患儿常备一瓶奶或糖水，饥饿时及时喂养。

（4）用药护理：保证用药时间、剂量的准确，将甲巯咪唑和普萘洛尔（心得安）碾碎溶于 10 ml 温水中，并尽快给患儿口服，以避免水分蒸发导致误差，不要掺到奶中与奶同服，以避免患儿剩余奶而导致服药剂量不足。

儿童甲状腺功能亢进症与成人甲状腺功能亢进症有什么区别

儿童甲状腺功能亢进症（甲亢）占总病例为 10%～15%，最主要的病因是弥漫性毒性甲状腺肿，又称格雷夫斯病，可发生于任何年龄的儿童，但以学龄期为多，尤以青春期女性多见，2/3 儿童发病高峰在 10～15 岁，男女发病比为 1∶3 或 1∶5。儿童甲亢起病较慢，一般病程 3～6 个月，常以记忆力差、学习成绩下降为首发症状，但常未被家长重视，往往出现双眼突出或甲状腺肿大时才就诊。也有基础代谢率增高表现，如易饥饿、多汗、怕热、脾气烦躁、大便次数增多、心悸、心率增快，有时可有心律不齐等症状；格雷夫斯眼病，如突眼、眼裂增宽、瞬目困难、眼肌麻痹等；甲状腺肿大，其特点甲状腺弥漫性肿大，质地柔软，可闻及血管杂音及扪及震颤。但同成人甲亢相比，很少出现甲亢性心脏病、心力衰竭及房颤，也很少出现极度肿大甲状腺致呼吸困难及甲亢危象。

儿童甲亢有哪些药物治疗方法

儿童甲状腺功能亢进症(甲亢)的治疗不同于成人,对其的治疗争议也颇多。在药物治疗、手术切除及 ^{131}I 放射性核素治疗 3 种方法中,目前大部分专家主张首选口服药物治疗。对于抗甲状腺药物,儿科多用甲巯咪唑(他巴唑),不良反应少,剂量每日 1~2 mg/kg,每日 3 次,也可每日 1 次;丙硫氧嘧啶剂量为甲巯咪唑的 10 倍,每日 10~20 mg/kg,每日 3 次,口服为宜,用药 1~3 个月后,病情基本被控制,心率降到每分钟 80~90 次,基础代谢率或血甲状腺素(T_4)亦降到正常,药物可减量 1/3~1/2,继续服用;病情如仍稳定,可逐步减至维持量,一般每日 2.5~10 mg。除了保持甲状腺激素功能正常外,最好能监测血促甲状腺素受体抗体(TRAb),转阴后再停药。可加服普萘洛尔(心得安),剂量为每日 1 mg/kg,也可加服 B 族维生素。总之,儿科治疗方法的选择应根据患儿年龄、性别、病程、甲亢类型、甲状腺大小、药物反应、有无桥本病、家长能否坚持治疗以及外科做甲状腺次全切除的经验等决定。

儿童甲状腺功能亢进症药物治疗时间多长为宜

儿童甲状腺功能亢进症(甲亢)治疗总疗程 2~3 年为宜,桥本病所致甲亢可适当缩短,青春期可适当延长用药时间。

儿童甲状腺功能亢进症可以用 ^{131} 碘放射性核素治疗吗

目前,各国对于采用 ^{131}I 放射性核素治疗青少年甲状腺功能亢进症(甲亢)的年龄范围均没有一个统一的标准。2004年由中华医学会颁布的《临床操作规范核医学分册》中,对年龄没有作出明显限制。在美国,现在对20岁以下的甲亢患者用 ^{131}I 放射性核素治疗已较普遍。在英国,对10岁以上儿童特别是甲状腺肿大和对抗甲状腺药物(ATD)治疗依从性差患者,也用 ^{131}I 放射性核素治疗。研究随访600多例儿童甲亢患者用 ^{131}I 放射性核素治疗后40年随访未发现白血病、基因损害及癌症发病率增加。而且用 ^{131}I 放射性核素治疗组治愈率(69.23%)高于抗甲状腺药物治疗组(45.83%),复发率(18.52%)低于抗甲状腺药物治疗组(36.36%)。但是相同的 ^{131}I 放射性核素治疗剂量对不同年龄的患者所造成的全身辐射剂量会有很大区别,年龄越小所接受的电离辐射剂量也越大,对射线也就越敏感,存在的潜在危险也就越大。因此, ^{131}I 放射性核素可以作为第二线方法治疗儿童青少年甲亢。

儿童甲状腺功能亢进症用 ^{131} 碘放射性核素治疗与成人有何不同

用 ^{131}I 放射性核素治疗儿童青少年甲状腺功能亢进症(甲亢)时,治疗上有别于成人的治疗标准。由于儿童或青春期少年的甲状腺对放射性碘的敏感性高于成年人,因此,常常采用低于成人的剂量标准。另外,儿童甲状腺体积同样影响治疗效果,甲状腺体积较大的儿童甲亢患者,^{131}I放射性核素治疗后发生甲状腺功能亢进症(甲减)的概率增加,具有较大甲状腺和较高促甲状腺激素受体抗体(TRAb)水平的患者比具有较小甲状腺的患者对^{131}I放射性核素治疗的灵敏度低。

儿童甲状腺功能亢进症用^{131}碘放射性核素治疗对突眼征的影响是什么

甲状腺相关眼病的发生率与甲亢患者体液免疫及细胞免疫增高有关。与成人相比,儿童很少发生严重的眼病,突出程度较轻,非浸润性,具有可恢复性。研究显示^{131}I放射性核素治疗前无突眼征者,治疗后发生突眼占12.5%,抗甲状腺药物治疗后突眼占9.52%,两者相差不大。在美国的一项调查中,用^{131}I放射性核素治疗89例儿童格雷夫斯病中,治疗后有90%眼部症状改善,7.5%未发生变化,3%出现恶化。在治疗前已有眼部症状的45例儿童中,经过1年或更长时间的药物治疗后,有73%的眼病改善,2%眼病加重。因此,用抗甲状腺药物、^{131}I放射性核素治疗青少年甲亢病后,眼病加重的儿童所占比例很少。

儿童甲状腺功能亢进症用^{131}碘放射性核素治疗后的注意事项是什么

(1)必须空腹4小时方能服药,服药2小时后方能进食,确保给药剂量完全吸收及疗效。如果患者饥饿感难受,可嘱其饮开水或静脉补充能量,确保药效。

（2）服药后不能随地吐痰及大小便，远离他人，1个月内不接触幼儿，减少对健康人的不必要辐射。

（3）服药后卧床休息1周，不参加重体力活动1个月，加强营养，禁食海产品及含碘食物和抗甲状腺药物。

（4）服药1周内出现症状加重、颈部胀痛或局部皮肤瘙痒等属于正常反应，不能用手挤压或抓伤甲状腺。

（5）服药治疗半年后复查甲状腺激素、查肝功能等。

哪些儿童甲状腺功能亢进症患者可以手术治疗

只要符合下列条件的青少年甲状腺功能亢进症（甲亢）患者可进行手术治疗：

（1）抗甲状腺药物治疗效果不佳或反复复发。

（2）甲状腺Ⅱ°～Ⅲ°肿大有压迫症状。

（3）无法坚持长期服药。

儿童甲状腺功能亢进症手术治疗的疗效怎样

对处在生长发育关键时期的青少年进行手术，儿童甲状腺功能亢进症（甲亢）患者家长心中必然存在顾虑，除了手术并发症，更担心术后甲亢复发或甲减影响青少年成长。一般认为，甲亢复发或甲减的发生主要取决于残留有活力甲状腺腺体的量，保留过多易致复发，保留过少又可致甲减。因此，手术成功与否与手术的技术水平非常有关。但是即使手术后出现甲状腺功能减退，只要用左旋甲状腺素钠片将甲状腺功能替代到正常范围，一般不影响儿童的正常发育。

儿童甲状腺功能亢进症会影响生长发育吗

甲状腺功能亢进症（甲亢）儿童由于代谢旺盛，消耗增多，加之发育期营养需求也多，如不能给予充分的营养支持，有可能出现营养不良甚至生长加速，骨骺闭合提前，从而影响身高，或是出现较严重的精神神经症状（情绪紊乱，多动不安，易激惹，兴奋，易哭闹等）。因此首先在饮食上，我们必须补充大量营养，保证儿童甲亢患者的生长发育。饮食要以高热量、高蛋白、高维生素和富含钙、磷的食物为主。由于儿童甲亢患者出汗多，因此要多饮水，以保证充分补足丢失的水分。为保证儿童甲亢患者症状长期稳定，避免复发，饮食上一定要忌碘，不接触和使用含碘药物，就连平时打针消毒的碘酒也应该避免。其次，严密监测，要定期测量身高和体重，并与同龄儿童比较。要注意智商是否降低、学习成绩是否下降，注意青春期有无提前。如有迹象，一定请内分泌专家会诊，检测血中甲状腺激素变化，并咨询专科医师。总之，只要尽可能地对患儿"细致入微"，甲亢就不会对儿童生长发育造成不良反应。

儿童甲状腺功能亢进症容易复发吗

50%~66%的甲状腺功能亢进症（甲亢）患儿通过药物治疗能使病情缓解。治疗反应好，需要抗甲状腺药量小，且甲状腺体积显著缩小者，预后好、复发少；病程越长，疗效越差，停药后复发机会也越大。除甲状腺功能正常外，应测血

中促甲状腺激素受体抗体(TRAb)的浓度,转阴者复发机会少。另外,以下因素可能与儿童甲亢复发密切相关:

(1) 进食含碘高的食物,如海带、紫菜等。
(2) 青春期甲亢容易复发,因此主张青春期延长给药。
(3) 学习紧张及重体力劳动也是诱发甲亢复发的原因。

儿童甲状腺功能亢进症需要休学吗

在疾病初期,患儿处于高代谢、高消耗状态,同时合并神经症状,如继续上学,有可能繁重的学业及精神压力会进一步加重病情,这时可能需要短期休学,严重的需住院治疗。期间,除给予抗甲状腺药物治疗以外,需给予高热量、高蛋白质、高维生素的饮食,同时保持心情愉悦。约 1 个月,患儿心率得到控制,病情平稳即可继续上学,但需注意按时复诊,继续服药,同时避免较剧烈的体育活动及竞技活动。

儿童甲状腺功能亢进症如何护理

在生活上,护理甲状腺功能亢进症(甲亢)儿童应注意以下要点:

(1) 儿童甲亢出汗多,应多饮水,以保证充分补足丢失的水分。
(2) 上学时带好饮料,保证每天进食的总热量。
(3) 食物要以高热量、高蛋白、高维生素和富含钙、磷的食物为主。
(4) 不吸烟,不饮酒,少饮或忌饮浓茶、咖啡。
(5) 勤换衣服,保持皮肤干燥。

(6)患者往往有精神创伤、心态失衡,心理出现障碍,也可有神经性厌食,表现为拒食、少食,时间一久造成营养缺乏,内分泌紊乱,日渐消瘦。要多加注意。

老年性甲状腺功能亢进症

什么是老年性甲状腺功能亢进症

老年性甲亢是指年龄在55岁或60岁以上的甲亢。

老年性甲状腺功能亢进症的流行情况怎样

国外报道,60岁以上者患病率为0.5%~2.3%;在所有甲状腺功能亢进症(甲亢)患者中,60岁以上的老年甲亢患者占10%~37%。国内北京医院统计老年甲亢约为18.8%。可见甲亢是老龄人中较为常见的疾病。其性别分布与成年甲亢基本相似。

老年性甲状腺功能亢进症的临床表现是什么

年龄偏大或病程较长的老年性甲状腺功能亢进症(甲亢)容易发生心房纤颤、心律失常,而甲亢本身症状轻微或没表现出来,但心血管症状表现突出。另外,老年性甲亢极少有食欲亢进,反而表现出食欲减退甚至厌食、腹泻、明显消瘦、体重减轻;有的还有腹痛、腹胀、便秘与腹泻交替出现等症状。这可能与老年人胃酸缺乏、消化功能减退或合并有萎缩性胃炎有关。1/3～1/2的老年性甲亢患者有甲状腺肿大和突眼征,过去性格开朗活泼,谈笑风生,患甲亢后却寡言少语,神情淡漠,乏力嗜睡,反应迟钝,明显消瘦。成人甲亢以甲状腺弥漫性肿大者居多,占90%左右,而老年甲亢多为结节性肿大,放射性核素扫描显示热结节。老年性甲亢患者中有1/3以上者无甲状腺肿大,突眼症状轻微。

为什么老年性甲状腺功能亢进症容易误诊

临床上发现老年性甲状腺功能亢进症(甲亢)患者渐趋增多。然而,老年人由于甲状腺组织出现退化,一部分甲状腺腺体细胞被纤维组织所代替,逐渐萎缩,甲状腺激素的合成与分泌减少;外周组织对甲状腺激素反应不敏感;同时,老年人的整个内分泌系统调节功能减退,下丘脑和脑垂体对甲状腺的调节作用减弱,所以老年人患甲亢后起病较缓慢,症状轻微甚至隐匿不典型,容易误诊与漏诊。

老年性甲状腺功能亢进症心脏病的特点是什么

老年性甲状腺功能亢进症(甲亢)心脏病有如下特点:
(1)心律失常:以快速型房颤及窦性心动过速多见,特别是前者,应用抗甲亢药物疗效较好;心力衰竭以右心衰为主,在常规治疗心力衰竭的同时应用抗甲亢药物能取得较好的疗效。

（2）心脏扩大：大部分甲亢患者心脏搏动增强，收缩压与舒张压差值增大，心脏X线摄片提示肺动脉段膨隆，心脏超声检查多提示血流速度加快，心脏扩大以右室扩大为主。

（3）心绞痛：由于甲状腺激素过多可直接影响心肌氧的供应及需求，心肌对缺氧的敏感性增高，易发生冠状动脉痉挛，因舒张压低，微循环障碍，加之心动过速，导致冠状动脉供血不足，可以引起心绞痛甚至心肌梗死，多数经抗甲亢药物治疗，心绞痛可减轻或消失。

（4）二尖瓣脱垂：甲状腺功能亢进时，肾上腺素对心肌的刺激增加，由于儿茶酚胺浓度增高，加之组织对其敏感性增高，引起二尖瓣局部变性或炎症改变，从而导致二尖瓣脱垂。因此，对于原因不明的心动过速、快速房颤、以右心衰为主的心力衰竭或高输出量顽固性心力衰竭，再加上有消瘦、纳差、腹泻、淡漠等表现的老年患者，应及时作游离三碘甲状腺原氨酸（FT_3）、游离甲状腺素（FT_4）、促甲状腺激素（TSH）测定及甲状腺摄碘率的检查。

老年性甲状腺功能亢进症能否用 ^{131}碘放射性核素治疗

^{131}I放射性核素治疗对老年性甲状腺功能亢进症（甲亢）是比较安全、有效、简便的方法，且无手术危险，治愈率为70%，但其剂量及疗程均需谨慎。必要时可再次行^{131}I放射性核素治疗，但较易产生不可逆性甲状腺功能减退。

以下情况老年性甲亢可首选放射性^{131}I放射性核素治疗：

（1）多结节性毒性甲状腺肿。

（2）高功能甲状腺腺瘤不能耐受手术者。

（3）格雷夫斯病用抗甲状腺药物治疗后无效或复发。

(4) 其他：甲状腺肿甲亢不能手术治疗或手术治疗后复发者。

老年性甲状腺功能亢进症用抗甲状腺药物治疗的注意事项是什么

抗甲状腺药物治疗是老年性弥漫性甲状腺肿伴甲状腺功能亢进症（甲亢）首选的治疗方法，与成年甲亢治疗原则相似，从足量开始，逐渐减成维持量；疗程要足够，一般1年半以上，中间不可中断。老年的剂量比成人略小为宜。甲状腺功能不一定要求达到正常水平，保持正常高限即可，以免产生老年人常见的甲状腺功能减退。对于是否同时并用小剂量甲状腺素问题，依患者心脏情况而定，谨慎为宜。

老年性甲状腺功能亢进症手术治疗的适应证是什么

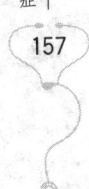

老年性甲状腺功能亢进症（甲亢）存在以下情况宜首选外科手术治疗：
(1) 甲状腺癌；
(2) 甲状腺结节怀疑癌变；
(3) 重度甲状腺肿大引起压迫症状。

老年性甲状腺功能亢进症怎样进行饮食调理

老年性甲状腺功能亢进症（甲亢）由于机体出现明显的

代谢紊乱，特别是蛋白质、糖脂代谢及水盐代谢、维生素代谢有不同程度的紊乱，但是老年人消化系统功能又出现明显的减退，因此，老年性甲亢患者怎样吃是大有讲究的。吃得好有利于减轻代谢紊乱，改善消化道功能。反之则不利于患者。

（1）甲亢属于高代谢状态，蛋白质分解增强，因此，需要供给高蛋白、高热量、高糖类（碳水化合物）和高维生素饮食，以补充消耗，改善全身营养状态。为了避免一次性摄入过多，可适当增加餐次，或在早餐和晚餐后2小时左右吃一点水果和点心。

（2）做到饮食有节。忌食辛辣食物；忌食含碘多的食物如海带、紫菜等海产品；少喝浓茶、咖啡，不喝酒，不抽烟。

（3）合理补充蛋白质。甲亢患者要注意增加蛋白质食物摄入。但增加部分应以豆类、牛奶和鸡蛋为主，切忌大量食用肉类，特别是牛羊肉。因为肉类有刺激兴奋作用，可加重潮热、多汗等症状。

（4）增加矿物质及维生素。特别要注意钾、钙、镁等矿物质的补充。多食谷类、肝、鱼、蛋黄、黄豆、香蕉和橘子等食物。新鲜蔬菜每日不少于500g，多吃一些新鲜瓜果、蔬菜如黄瓜、番茄、豆角、西瓜等。但含植物纤维过多的食物如芹菜、韭菜等则要少吃一点，否则，大便次数会更多。

哪些情况应该考虑患有老年性甲状腺功能亢进症

老年人出现下列情况时需要考虑甲状腺功能亢进症（甲亢）的存在：

（1）不可解释的顽固性呕吐、慢性腹泻、乏力、体重下降者。

（2）长期反复阵发性心悸、胸闷，特别是老年房颤患者。

（3）进行性肌无力。

（4）焦虑、失眠、神经过敏、多言多动等交感神经兴奋表现或神情淡漠、呆滞、抑郁等。

（5）怕冷、皮肤干燥、肌肉萎缩、下肢水肿等。

（6）对控制不良的糖尿病或有明显体重减轻的老年糖尿病者应想到甲亢并发的可能。

（7）老年性甲亢患者常有肝功能异常，故对肝功能异常的老人，也应考虑甲亢的可能。

妊娠期甲状腺功能亢进症

什么是妊娠期甲状腺功能亢进症

妊娠期甲状腺功能亢进症，简称"妊娠期甲亢"，包括已确诊的甲亢和初诊甲亢。

妊娠期甲状腺功能亢进症的诊断标准是什么

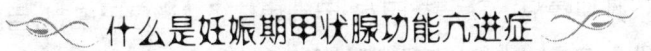

妊娠期甲状腺功能亢进症（甲亢）患者的诊断标准：① 血游离三碘甲状腺原氨酸（FT_3），游离甲状腺素（FT_4）升高，促甲状腺激素（TSH）（<0.1 mIU/L）降低；② 同时伴有眼征，弥漫性甲状腺肿大，甲状腺区域可以触及震颤或听到

血管杂音,促甲状腺激素受体抗体(TRAb)阳性,就可以诊断甲亢了。

妊娠期甲状腺功能亢进症的病因是什么

妊娠期引起甲状腺毒症的病因很多,其中最常见的是格雷夫斯病(GD),还有其他如毒性结节性甲状腺肿、绒毛膜促性腺激素相关性甲亢、慢性淋巴性甲状腺炎、甲状腺癌、碘甲亢、医源性甲亢、卵巢畸胎瘤内含甲状腺成分。

妊娠合并甲状腺功能亢进症怎样分型

妊娠期间发现甲状腺功能亢进症(甲亢),需要考虑以下几种情况:① 原有甲亢,甲亢病情经过治疗已控制,目前处于减量或维持治疗阶段时合并妊娠;② 原有的甲亢已在治疗中,但病情尚未控制合并妊娠;③ 甲亢已控制,患者停止了甲亢的相应治疗后合并妊娠,在妊娠过程中甲亢复发;④ 原无甲亢病史,在妊娠过程中发现甲亢。

妊娠期甲状腺功能亢进症多吗

甲状腺功能亢进症(甲亢)多见于育龄妇女。妊娠期发现甲亢占0.1%～0.2%;妊娠前就有甲亢病史的约占育龄甲亢妇女的6%左右。虽然妊娠期甲亢少见,由于对胎儿影响比较大,所以引起广泛关注。

妊娠期甲状腺功能亢进症对胎儿有什么影响

妊娠和甲状腺功能亢进症(甲亢)可相互影响,未控制的妊娠甲亢可引起在胎儿心动过速、出生时低体重,早产率、畸胎率和新生儿病死率都大大地增加,甚至导致胎死宫内;妊娠甲亢对胎儿的不利影响已得到公认,有报道甲亢孕妇的自然流产率高达25.7%,明显高于甲状腺功能正常的孕妇(12.8%)。另外,母亲产生高水平的促甲状腺激素受体抗体(TRAb)可通过胎盘导致新生儿甲亢。

妊娠期甲状腺功能亢进症对孕妇有什么影响

妊娠期甲状腺功能亢进症(甲亢)的妇女在妊娠早期症状常加重恶化,至中、晚期常自行缓解,而产后又易再发或加重。妊娠又使甲亢患者心血管系统的负担加重,使孕妇发生心力衰竭等比甲亢控制者要高,并容易发生甲亢危象、产前子痫。

为什么妊娠甲状腺功能亢进症容易误诊

正常妊娠可出现高代谢综合征,可引起焦虑、心悸、多汗、怕热、食量增加,易疲乏;甲状腺可出现生理性肿大;妊娠基础代谢率升高25%。而且由于孕妇的血清球蛋白水平明显升高,有时不能准确反映甲状腺的功能状态。另外,绒毛膜促性腺激素（hCG），具有一定促甲状腺激素（TSH）活性，使甲状腺肿大，以上表现与甲状腺功能亢进症（甲亢）有相似之处，甲亢所致的消瘦又可被妊娠时的体重增加所掩盖。这些特点，给妊娠甲亢诊断带来困难，故临床上往往有误诊发生。故应结合临床异常的高代谢综合征表现和血清游离三碘甲状腺原氨酸（FT_3）、游离甲状腺素（FT_4）、TSH、促甲状腺激素受体抗体（TRAb）值作出正确的诊断。

妊娠期甲状腺功能亢进症患者首选什么药物

目前常用抗甲状腺药物有丙硫氧嘧啶和甲巯咪唑（他巴唑）。由于丙硫氧嘧啶通过胎盘的比例较低，不仅阻断甲状腺内甲状腺激素合成，而且能在外周组织抑制甲状腺素（T_4）转变为三碘甲状腺原氨酸（T_3）。另外，甲巯咪唑可以引起先天性头皮缺损、后鼻孔闭锁、气管-食管瘘、乳头发育不全、面部畸形和精神运动迟缓等。因此，临床上应当优先选择丙硫氧嘧啶。一般认为丙硫氧嘧啶每日 200 mg 以下是安全的。

妊娠期甲状腺功能亢进症患者抗甲状腺药物如何减量

在怀孕前 3 个月每 4 周检查 1 次甲状腺功能；怀孕 4~6 个月，每 2~4 周检查 1 次甲状腺功能；怀孕 7~10 个月每 2~4 周检查 1 次甲状腺功能。将游离甲状腺素（FT_4）维持在正常范围的上 1/3 水平，多数患者治疗 3~8 周甲状腺功能恢复正常。抗甲状腺药物治疗剂量不宜过大，不必将心率、基础代谢率、甲状腺功能等指标完全控制到正常范围。临床症状和甲状腺功能改善后,抗甲状腺药物应当减半。当丙硫氧嘧啶减到最小维持量每日 50 mg 时,继续服用数周,就可以停药了。目前主张丙硫氧嘧啶用到 32 周。如果复发可以再次用丙硫氧嘧啶治疗。

妊娠期甲状腺功能亢进症是否要用β受体阻滞剂

甲状腺功能亢进症(甲亢)常规治疗时,为了缓解胸闷、心慌、心悸的症状,一般都会在短期内应用β受体阻滞剂,如普萘洛尔(心得安)、美托洛尔(倍他乐克)等。但是妊娠期甲亢患者β受体阻滞剂不能使用,因为β受体阻滞剂如普萘洛尔与自发性流产有关,还可能引起胎儿宫内生长迟缓、产程延长、新生儿心动过缓、低血压等并发症,故妊娠甲亢药物治疗期间最好不要用β受体阻滞剂。

妊娠期甲状腺功能亢进症患者是否要用甲状腺素片

妊娠期甲状腺功能亢进症(甲亢)患者抗甲状腺药物治疗期间,可能会出现甲状腺功能减退。此时,一定不要加用左旋甲状腺素钠片,因为左旋甲状腺素钠片极少通过胎盘,服用左旋甲状腺素钠片不能预防因应用丙硫氧嘧啶治疗而引起的胎儿甲状腺功能减退,对胎儿是很不利的。因此,妊娠期甲亢患者,如果出现甲状腺功能减退症(甲减),应该及时减少抗甲状腺药物剂量,甚至停用抗甲状腺药物。

妊娠期甲状腺功能亢进症患者的检测指标是什么

妊娠期甲状腺功能亢进症（甲亢）患者怀孕期间使用游离甲状腺素（FT_4）作为监测甲状腺功能的最佳指标，因为孕妇血清 FT_4 水平与脐带血的 FT_4 水平有显著相关性。如果试图达到使孕妇血清游离三碘甲状腺原氨酸（FT_3）正常，可能会发生抗甲状腺药物过度治疗，造成胎儿甲状腺功能减低。血清 FT_4 达到正常值上 1/3 水平数月，血清促甲状腺激素（TSH）水平可以仍然处于抑制状态，因此开始治疗的前 2 个月，TSH 水平不能作为监测指标。

对妊娠期甲状腺功能亢进症患者如何进行监测

妊娠合并甲状腺功能亢进症（甲亢）属于产科高危妊娠，患者应在产科高危门诊保健并适当增加产检次数。避免感染，情绪波动及精神紧张，重点监测甲状腺激素水平。妊娠早期对于剧吐的患者重视检查甲状腺功能，对于合并甲亢性心脏病、高血压疾病不宜继续妊娠的患者，建议终止妊娠。对于可继续妊娠的患者应该坚持抗甲状腺药物治疗，严密监测甲状腺激素水平，行肝肾功能、血尿常规检查。妊娠中期每 1~2 个月做 B 超检查，监测胎儿发育情况，排除胎儿畸形。妊娠晚期注意宫缩和孕妇心功能及甲状腺功能的变化，防止早产、心力衰竭、甲亢危象的发生，同时加强胎儿宫内监护。

妊娠期甲状腺功能亢进症可以手术治疗吗

妊娠期甲状腺功能亢进症尽量选用药物治疗，但是有些患者，发现只能选用手术治疗：

（1）药物不能控制甲亢症状者。

（2）对抗甲亢药物过敏者或不能坚持服药者。

（3）合并甲状腺占位疑有癌变者。

一般在妊娠的 4~6 个月进行比较安全。过早可引起流产，过晚可引起早产。对于需手术者，围手术期处理便显得极为重要。首先，注意休息，补充充足的热量和营养，以满足母胎之需要。第二，手术前首选丙硫氧嘧啶，用量为 50~100 mg，每 8 小时 1 次，应用 2 周；术前短期应用卢戈氏液每天 5~10 滴，连用 5 天；并于术前应用地塞米松 10~20 mg/d，进行快速准备；第三，加强术中监护，应用刺激小的硬膜外麻醉并给予镇静药，以防诱发甲亢危象；第四，密切游离三碘甲状腺原氨酸（FT_3）、游离甲状腺素（FT_4）、促甲状腺激素（TSH）随访；第五，术后必须在妇产科医师配合下加强保胎治疗，及时应用有关药物，以保证母胎安全。

妊娠期甲状腺功能亢进症可以用 ^{131} 碘放射性核素治疗吗

^{131}I 放射性核素治疗不能用于治疗妊娠期甲状腺功能亢进症（甲亢）。因为妊娠 10 周以后胎儿甲状腺具有浓集碘的功能而引起胎儿甲状腺肿和甲状腺功能减退症（甲减）。

甲状腺功能亢进症妇女可以怀孕吗

因为甲状腺功能亢进症（甲亢）和妊娠有相互影响。重度甲亢易发生流产、早产，甚至导致胎死宫内，少数可引发新生儿甲亢，更易发生妊娠毒血症，心脏负担加重。而妊娠对甲亢的影响也很大，在妊娠前3个月，甲亢有加重的趋势，产后1～2个月也常见病情加重，病情未控制的甲亢在妊娠及分娩时，有发生甲亢危象的可能，严重时可威胁母子生命。因此，甲亢患者是否适合妊娠，主要取决于甲亢的病情，轻度或经治疗控制良好的甲亢患者，甲亢对妊娠无明显影响；重度及未控制的甲亢可以使妊娠后并发症增加，因此应该进行系统的治疗，待甲亢病情控制，重要脏器，如心、肝、肾等功能检查正常后，再考虑妊娠。

什么是人绒毛膜促性腺激素相关性甲状腺功能亢进症

妊娠早期由于产生高浓度人绒毛膜促性腺激素（hCG），而人绒毛膜促性腺激素与促甲状腺激素结构非常接近，所以会刺激甲状腺组织增生，分泌过多的甲状腺激素。主要发生在妊娠的早期，在妊娠妇女中患病率约1.5%。它同样表现为甲状腺功能亢进症（甲亢）的症状：胸闷、心慌、心跳加速、怕热、多汗，非常容易误诊为妊娠甲亢。妊娠早期hCG分泌逐渐增加，8～10周达高峰，妊娠中后期由于人绒毛膜促性腺激素水平的降低，甲亢的症状自行缓解，一般不需要服用任何抗甲状腺药物。病情严重者可以使用丙硫氧嘧啶，症状缓解后，及时停药。

如何鉴别人绒毛膜促性腺激素相关性甲状腺功能亢进症和妊娠甲状腺功能亢进症

人绒毛膜促性腺激素相关性甲状腺功能亢进症（甲亢），有着相同妊娠甲亢的临床表现，三碘甲状腺原氨酸（T_3）、甲状腺素（T_4）、游离三碘甲状腺原氨酸（FT_3）和游离甲状腺素（FT_4）升高，促甲状腺激素（TSH）降低，但是通过以下3点，还是可以将两者疾病区别开来。

（1）人绒毛膜促性腺激素相关性甲亢可以表现为更为严重的恶心、呕吐、脱水、酮症；没有眼征、甲状腺血管杂音。

（2）人绒毛膜促性腺激素相关性甲亢，人绒毛膜促性腺激素水平非常高，但是促甲状腺激素受体抗体（TRAb）为阴性。

（3）人绒毛膜促性腺激素相关性甲亢到妊娠中后期，甲亢症状和实验指标会自行缓解。

服用抗甲状腺药物的甲状腺功能亢进症妇女什么时候可以怀孕

服药的甲状腺功能亢进症（甲亢）妇女如果甲亢未控制，建议不要怀孕；如果患者正在接受抗甲状腺药物（ATD）治疗，血清游离三碘甲状腺原氨酸（FT_3）和游离甲状腺素（FT_4）达到正常范围，停抗甲状腺药物半年后或者应用丙硫氧嘧啶（PTU）的最小剂量，可以怀孕；如果患者为妊娠期间发现甲亢，选择继续妊娠，则首选合适剂量的丙硫氧嘧啶治疗，妊娠期间需要密切监测甲状腺激素水平，及时减量。有效的控制甲亢可以明显改善妊娠的不良后果。

为什么怀孕期间甲状腺功能亢进症会自行缓解

由于胎儿的一半基因来自母亲，一半基因来自父亲，为了防止胎儿被排异，所以女性在怀孕的中后期母亲的免疫功能逐步降低，甲状腺功能自行逐渐好转，药物要及时减量，甚至很多甲状腺功能亢进症（甲亢）患者在怀孕的后期可以停用抗甲状腺药物治疗。目前中国甲状腺指南推荐，抗甲状腺药物至少用至妊娠32周。

妊娠甲状腺功能亢进症患者分娩时注意事项是什么

甲状腺功能亢进症（甲亢）孕妇一般宫缩较强，胎儿偏小，产程相对较短，除特殊原因外，应尽量经阴道分娩。分娩过程中减少产妇体力消耗，缩短第二产程，避免情绪波动等诱发的甲亢危象。对于合并心力衰竭，胎儿窘迫等并发症可放宽剖宫产指征。因为分娩、手术等可以诱发甲亢危象，故应做好阴道分娩和剖宫产手术两手准备。

产后还要服用抗甲状腺药物吗

妊娠甲状腺功能亢进症（甲亢）孕妇产后免疫功能恢复到怀孕前水平，此时甲亢容易复发或加重。因此，产后1个月后应该及时检查甲状腺功能。如果出现甲亢加重或复发，及时增加药物剂量；如果甲状腺功能仍然正常，3个月后,再复查1次甲状腺功能。

甲状腺功能亢进症患者产后服药的情况下可以哺乳吗

传统的观点认为服用抗甲状腺药物的产妇不能为新生儿哺乳。但是1980年的研究推翻了这种传统的观点。研究发现乳汁中丙硫氧嘧啶的排泌量仅为服用剂量0.025%,而甲巯咪唑(他巴唑)乳汁中的排泌量是服用药物剂量的0.17%,是丙硫氧嘧啶的7倍。因此哺乳期甲状腺功能亢进症(甲亢)妇女,应当首选丙硫氧嘧啶。从目前的文献显示,哺乳期丙硫氧嘧啶每日≤300 mg对新生儿甲状腺功能是没有影响的。但是必须先哺乳,再服用抗甲状腺药物,间隔3~4小时进行下一次哺乳。

甲状腺功能亢进症患者如何进行产后护理

产后由于子宫收缩,大量体液回到体循环,血容量增加,可能导致心力衰竭,应注意并及时纠正。主要做好以下两方面。

1. 预防感染

(1) 分娩后,产妇抵抗力下降,易感染,注意观察体温变化,子宫收缩情况,有无压痛,按医嘱给予抗生素预防感染。

(2) 保持皮肤清洁,定时更换衣物;保持会阴部清洁,每日早晚2次做好会阴清洁,嘱患者及时更换会阴垫;嘱患者饭后漱口,预防感冒,防止口腔及肺部感染。

(3) 保持病室空气流通,地面、空气消毒每日 2 次,防止交叉感染。

2. 生活护理

(1) 产妇产后身体虚弱,有甲亢心脏病伴有心力衰竭者,生活自理有困难,须专人照料。

(2) 予以高蛋白、高热量、高维生素、易消化的饮食,以增强体质,提高机体抵抗力,多食新鲜蔬菜,保持大便通畅。

(3) 促进睡眠。减少探视,避免喧哗和噪声,必要时给予镇静催眠药。

妊娠期甲状腺功能亢进症患者产后何时随访甲状腺指标

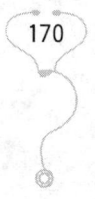

妊娠期甲状腺功能亢进症(甲亢)由于免疫抑制,很多甲亢患者药物明显减少,甚至停药。但是产后由于免疫抑制解除,甲亢患者病情可能加重或复发。因此出院前和产后 1 个月应复查甲状腺功能,以便及时调整抗甲状腺药物剂量。

甲状腺功能亢进症会遗传吗

甲状腺功能亢进症(甲亢)患者大多数为 20～30 岁的育龄女性多见,在这一年龄段,她们常常面临怀孕、生育的问题。她们既渴望怀孕,又害怕影响自己和下一代的健康,常常处于矛盾的心理。甲亢的患者有明显家族聚集性,但是这并不意味着甲亢患者下一代一定会发生甲亢。另外一方面如果甲亢患者的血清中存在针对甲状腺细胞促甲状腺激素（TSH）受体的特异性自身抗体，称为TSH受体抗体（TRAb），TRAb与TSH受体结合导致甲亢的发生。母体的TRAb可以自由通过胎盘，导致胎儿或新生儿发生一过性甲亢。因此，母亲甲亢或甲状腺功能减退症（甲减）TRAb阳性患者，新生儿出生后7天必须检测游离三碘甲状腺原氨酸（FT_3）、游离甲状腺素（FT_4）、TSH和TRAb，如果是甲亢给予PTU治疗，随访6周到3个月，易治愈，无复发。如甲亢难治愈，3个月后易复发则为淋巴细胞免疫调节缺陷遗传所致。据统计，患甲亢病孕妇所生新生儿中甲亢的发生率为1%。

甲状腺功能亢进症妇女一定要查促甲状腺激素受体抗体吗

母体的促甲状腺激素受体抗体（TRAb）可以通过胎盘，导致胎儿或新生儿发生甲状腺功能亢进症（甲亢）。欧洲甲状腺协会出版了妊娠期间测TRAb指导原则：

（1）经抗甲状腺药物治疗缓解的妊娠妇女，胎儿或新生儿甲亢的危险性小，不需系统性测TRAb。但妊娠期间应评估甲状腺功能以检测可能的复发。如复发则应测TRAb。

（2）以往用放射性碘或甲状腺手术治疗的甲亢妊娠妇女不论目前甲状腺情况（甲状腺功能正常，补充或不补充甲状腺素）应在妊娠早期检测TRAb以评估胎儿甲亢的危险性。如数值升高，应强制性监测甲亢症状（心率＞170次/分，生长速率受损、羊水过少、甲状腺肿）。

（3）应用抗甲状腺药物的甲亢妊娠妇女保持甲状腺功能正常于妊娠最后3个月应检测TRAb。如TRAb阴性或

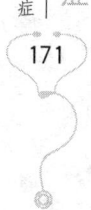

数值很低,则胎儿或新生儿患甲亢可能较小。如抗体水平高,必须强制性评估胎儿甲亢(临床评估、脐血甲状腺功能试验、出生后 4～7 天后测甲状腺功能)。一般认为,母亲妊娠期血 TRAb 大于正常值 5 倍以上,高度提示会发生新生儿甲亢。

为什么有的正常孕妇也会有三碘甲状腺原氨酸和甲状腺素升高

妊娠时由于雌激素引起肝脏对甲状腺结合球蛋白(TBG)的代谢清除率减慢,使得 TBG 明显增高,可以达到非妊娠时的 2～3 倍。这种变化从妊娠 6～10 周开始,并持续妊娠的全过程。从而导致总甲状腺素(TT_4)、总三碘甲状腺原氨酸(TT_3)的浓度增加,TT_4可增加 30%～50%,但是血清游离三碘甲状腺原氨酸(FT_3)、游离甲状腺素(FT_4)的浓度可仍然维持在正常范围之内。

妊娠期间出现恶心呕吐一定要查甲状腺功能吗

妊娠期间正常的妊娠反应可以出现恶心、呕吐,而人绒毛膜促性腺激素(hCG)相关性甲状腺功能亢进症(甲亢)在妊娠早期也可以表现恶心、呕吐、消瘦、脱水,此外如果合并没有控制的甲亢会加重妊娠期间出现的恶心、呕吐,所以妊娠早期,孕妇出现反复恶心、呕吐,应当及时检查甲状腺功能、人绒毛膜促性腺激素和促甲状腺激素受体抗体(TRAb)。

妊娠期间出现三碘甲状腺原氨酸、甲状腺素升高，促甲状腺激素降低一定是甲亢吗

妊娠妇女早期由于人绒毛膜促性腺激素（hCG）增高，而 hCG 与促甲状腺激素（TSH）有相似结构，因此，hCG 对 TSH 受体有轻度刺激作用，可致体内甲状腺激素增高，TSH 下降，三碘甲状腺原氨酸（T_3）、甲状腺素（T_4）、游离三碘甲状腺原氨酸（FT_3）和游离甲状腺素（FT_4）增高幅度与 hCG 有关。在孕早期，15% 的妊娠妇女 TSH 在低限或低于正常值，孕中期恢复正常。因此，在妊娠早期发现 T_3、T_4 升高，TSH 降低，一定要仔细鉴别是人绒毛膜促性腺激素相关性甲状腺功能亢进症（甲亢）还是妊娠甲亢，对治疗的选择非常重要。

甲状腺功能亢进症 ^{131} 碘放射性核素治疗后对怀孕有影响吗

国外研究证实如果给甲状腺功能亢进症（甲亢）患者 1 次 ^{131}I 放射性核素治疗相当于 1 次钡剂灌肠或静脉肾盂造影或子宫输卵管造影所遭受的 X 线辐射量，长期随访无致癌性。因此，^{131}I 放射性核素治疗时，患者生殖器官所受的低辐射剂量对遗传并没有影响，不会对育龄妇女的性腺功能造成影响，不影响育龄妇女的生育能力。同时 ^{131}I 放射性核素治疗能高效、快速治愈甲亢，纠正内分泌紊乱，提高受孕率。此外，^{131}I 放射性核素治疗组正常分娩率、出生婴儿致畸率，均远优于抗甲状腺药物（ATD）组；入学前儿童的生长发育 4 项数据均与 ATD 组相近。这一切均反映 ^{131}I 放射

性核素治疗对育龄期女性甲亢患者的生育能力并无明显影响，至少不会比ATD治疗影响大。一般建议^{131}I放射性核素治疗半年后怀孕。

^{131}碘放射性核素治疗失败，但是希望怀孕如何处理

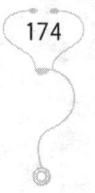

^{131}I放射性核素治疗半年后甲状腺功能没恢复正常，但是甲状腺功能亢进症（甲亢）患者迫切希望怀孕，并不一定一味地等待其恢复正常。应该根据病情，做相应的治疗。如果游离三碘甲状腺原氨酸（FT_3）、游离甲状腺素（FT_4）只是轻度增高，自己又没有明显症状，这种情况，不一定非要等到FT_3、FT_4水平完全恢复正常才能妊娠，这时，只要在有经验的医师指导下定期复查，也是可以怀孕生子的。如果检查FT_3、FT_4很高，自己还有甲亢的症状，如怕热、多汗、心慌等，这时有两种选择。① 如果想彻底治好甲亢，这时可以考虑做第2次^{131}I放射性核素治疗，待半年后甲状腺功能基本恢复正常时，再孕育宝宝；② 可以选择口服抗甲亢药物丙硫氧嘧啶，一般2～4周病情可以恢复稳定，此时可考虑妊娠。

^{131}碘放射性核素治疗引起甲状腺功能减退，对妊娠有影响吗

^{131}I放射性核素治疗虽然安全、有效，能治愈大多数甲状腺功能亢进症（甲亢）患者，但是它最大的不良反应，那就是甲状腺功能减退症（甲减）。从某种程度上说，放射性核素治疗甲亢后发生甲减是难以避免的，第1年发生率约为

5%,随后每年递增 1%～2%。甲减常会导致不孕不育。有些年轻女性不孕,一查原因,原来是 ^{131}I 放射性核素治疗后引起的甲减。幸运的是,甲减引起的不孕不育只是暂时的,只要用左旋甲状腺素钠片治好了甲减,一样能拥有自己的宝宝。

哪些孕妇应该怀疑妊娠合并甲状腺功能亢进症

正常妊娠时可出现类似甲状腺功能亢进症(甲亢)的临床表现,如心悸、怕热、多汗、大便次数增多,与甲亢导致的临床表现有时很难鉴别。但有些方面对提示妊娠期间甲亢有帮助。

(1) 妊娠妇女出现食欲亢进,进食量增加,但孕期体重不增加,甚至下降,提示有甲亢存在的可能。

(2) 存在不同程度甲状腺肿,伴血管杂音,或存在眼球突出或胫前黏液性水肿。

(3) 对既往有甲状腺疾病史或有甲状腺疾病家族史者如发现孕妇体重变化与妊娠月数不相符或不升反降,休息时心率 100 次/分以上应怀疑甲亢。

(4) 甲状腺疾病高危人群(如:不孕、多次流产、早产、月经不调、1 型糖尿病),如果伴有甲状腺疾病相关症状,如焦虑不安、易怒、怕热、易激动、食欲亢进但消瘦、便稀等。

如出现上述表现应高度警惕甲亢的可能,及时进行甲状腺功能检测,尤其是进行游离甲状腺素(FT_4)和游离三碘甲腺原氨酸(FT_3)测定,以便及时确定诊断。

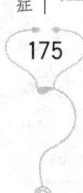

甲状腺功能亢进症患者准备妊娠需要做哪些准备

甲状腺功能亢进症（甲亢）患者准备妊娠应该做以下准备：

（1）用抗甲状腺药物治疗的患者，应该用丙硫氧嘧啶，用最小的药物剂量，使得血清甲状腺激素水平在正常范围。

（2）用 ^{131}I 放射性核素治疗患者，在治疗后的 6 个月内应当避免妊娠。

妊娠期甲状腺功能亢进症患者分娩方式应怎样选择

妊娠合并甲状腺功能亢进症（甲亢）的孕妇大多数可以顺利经过阴道分娩。甲亢孕妇一般宫缩较强，胎儿偏小，产程相对较短。产程中注意补充能量，鼓励进食，适当输液，全程吸氧及胎心监护。并适当应用镇静剂。每 2～4 小时测量血压、脉搏、体温监测。如产程进展不顺利，出现头盆不称或胎儿窘迫等情况，应及时剖宫产。避免产程过长，产妇过度疲劳，应防止甲亢危象的发生，临产后准备好碘剂并应用抗生素预防感染。新生儿出生时儿科医师在场，做好新生儿复苏准备。

为什么要仔细观察甲状腺功能亢进症孕妇的新生儿

新生儿出生后，检查甲状腺大小、有无血管杂音。如果有舌大、蛙腹、皮肤花纹、体温不升、心率慢、安静睡眠、不哭闹、反映差、张力低、体重不长、排便少、进食少,提示可能得了新生儿甲状腺功能减退症(甲减)。如果出现易激惹、皮肤潮红、高血压、体重增加缓慢、甲状腺肿大、突眼、心动过速、黄疸,提示可能患上了新生儿甲状腺功能亢进症(甲亢)。甲状腺危象时出现高热、心率快、呼吸增快等。

妊娠期甲状腺功能亢进症患者预后怎样

母亲和胎儿的预后直接与甲状腺功能亢进症(甲亢)病情的控制程度有关。如果患者过去有甲亢病史,妊娠前患甲亢,并已经控制很好,或妊娠早期发现甲亢进行合理治疗,一般母亲和新生儿预后都好。如果直到妊娠中期,母亲仍处于甲亢,母亲和胎儿或新生儿的并发症将明显增加,如:流产、早产、先兆子痫、贫血、心力衰竭、甲状腺危象、早产儿、死胎、死产、畸形、胎儿窘迫、新生儿窒息、胎儿和(或)新生儿甲状腺功能减退症(甲减)、胎儿和(或)新生儿甲亢等。因此,甲亢患者先控制甲亢,病情治愈或平稳后再考虑妊娠。

亚临床型甲状腺功能亢进症(甲亢)

什么是亚临床型甲状腺功能亢进症

亚临床型甲状腺功能亢进症(甲亢)指的是三碘甲状腺原氨酸(T_3)、甲状腺素(T_4)、游离三碘甲状腺原氨酸(FT_3)、游离甲状腺素(FT_4)水平正常而促甲状腺激素

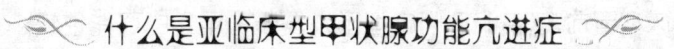

(TSH)水平降低，临床表现轻微，甚至没有症状，但由于其潜在的致病倾向，所以临床上根据情况，也会选择不同的治疗方法进行干预治疗。

亚临床型甲状腺功能亢进症怎样分型

亚临床型甲状腺功能亢进症（甲亢）分为暂时性和持续性。应用左旋甲状腺素治疗甲状腺功能减退症（甲减）是导致暂时性亚临床型甲亢最常见的原因。还可以见于各种甲状腺炎，包括亚急性甲状腺炎、产后甲状腺炎、胺碘酮所致甲状腺炎等；此外，临床甲亢患者应用抗甲状腺药物后，甲状腺激素首先恢复正常，而促甲状腺激素（TSH）往往较迟恢复，也是一过性亚临床型甲亢的主要原因之一。

持续性亚临床型甲亢的常见原因有：作为抑制疗法服用外源性甲状腺素、具有功能的甲状腺腺瘤或多结节性甲状腺肿。

此外，各种引起甲亢的原因均可导致亚临床型甲亢。

亚临床型甲状腺功能亢进症对身体有什么危害

研究对 85 例亚临床型甲状腺功能亢进症（甲亢）患者随访 1~2 年，63.5% 甲状腺功能恢复正常，2.4% 发展为临床型甲亢，这表明亚临床型甲亢发展为甲亢的可能性较小，大部分可能是一过性的。亚临床型甲亢中，医源性因素居首位，其次为甲亢初发者和甲状腺炎患者。其临床表现不一，但程度较甲亢轻，心血管系统易受累，是心律失常的独立危险因素，同时可发生骨代谢的异常，骨密度显著降低，若不及时治疗可发展为甲亢,可能会引起房颤和骨质疏松症。

甲状腺腺瘤引起的亚临床型甲状腺功能亢进症首选什么治疗

对于甲状腺腺瘤引起的亚临床型甲状腺功能亢进症(甲亢)首选应该 ^{131}I 放射性核素治疗或手术治疗。

结节性甲状腺肿引起的亚临床型甲状腺功能亢进症首选什么治疗

对于结节性甲状腺肿引起的亚临床型甲状腺功能亢进症(甲亢)首选也是 ^{131}I 放射性核素治疗或手术治疗。

亚急性甲状腺炎引起的亚临床型甲状腺功能亢进症首选什么治疗

亚急性甲状腺炎引起的亚临床型甲状腺功能亢进症(甲亢)一般不需要任何治疗,饮食上注意不要食用含碘的食物或营养品;如果有明显心慌、行动过速,只要服用β受体阻滞剂,如普萘洛尔(心得安)、美托洛尔(倍他乐克)就可以了。定期检查甲状腺功能,大部分患者能自愈。

产后甲状腺炎引起的亚临床型甲状腺功能亢进症首选什么治疗

产后甲状腺炎主要由于产后免疫功能紊乱导致。出现亚临床型甲状腺功能亢进症(甲亢),同样不需要任何治疗,每1~2个月门诊随访。出现明显的心慌、心悸，加用β受体阻滞剂，如普萘洛尔（心得安）、美托洛尔（倍他乐克）就可以了。一般3~6个月就能自愈。

垂体性甲状腺功能亢进症

什么是垂体性甲状腺功能亢进症

（1）垂体性甲亢定义：又称中枢性甲亢，主要是由于垂体促甲状腺激素（TSH）瘤分泌过多促甲状腺激素或者垂体TSH细胞异常分泌过多的促甲状腺激素，刺激甲状腺组织增生，并分泌过量的甲状腺激素[三碘甲状腺原氨酸（T_3）、甲状腺素（T_4）]。实验室检查可以发现游离三碘甲状腺原氨酸（FT_3）、游离甲状腺素（FT_4）、总三碘甲状腺原氨酸（TT_3）、总甲状腺素（TT_4）升高，TSH正常或增高。患者有甲亢的临床表现，包括疲乏无力、怕热、多汗、皮肤红润、食欲亢进，多食易饥，消瘦；肌肉萎缩、工作耐力下降、效率低；稀便、排便次数增多；易激动、多言、好生气、精神过敏、多疑、思想不集中、烦躁、易怒、焦虑、失眠；心悸、气短、心律不齐等。

（2）垂体性甲亢的分类：垂体性甲亢分为垂体TSH腺瘤和垂体选择性甲状腺激素抵抗综合征（PRTH）。正常情况下，甲状腺组织分泌过量的FT_3、FT_4、TT_3、TT_4，会反馈垂体组织减少促甲状腺激素（TSH）的合成和分泌，但是垂体选择性甲状腺激素抵抗综合征由于垂体组织对甲状腺激素不敏感，垂体组织自主地分泌过量的促甲状腺激素（TSH）。

（3）垂体性甲亢与甲状腺性甲亢的生化指标区别：垂

体 TSH 腺瘤导致的垂体性甲亢的处理原则和原发性甲亢截然不同。如果错误地用抗甲状腺药物治疗不仅不能控制垂体性甲亢症状,反而可以刺激垂体 TSH 腺瘤迅速侵袭性生长,增加了手术的难度和术后复发的机会。垂体性甲亢与甲状腺性甲亢的生化指标区别主要在于垂体性甲亢血清 TSH 正常或是升高,而甲状腺性甲亢血清 TSH 是降低的。

垂体性甲状腺功能亢进症有什么特点

(1)症状、体征:除具有甲亢的表现及甲状腺肿大外,尚有垂体促甲状腺激素(TSH)腺瘤特有的表现,如随着肿瘤的增大出现头痛、视功能障碍和其他鞍区占位病变的局灶性症状,甚至可出现垂体功能低下及合并其他类型垂体腺瘤的症状,但一般没有眼病表现和胫前水肿。

(2)辅助检查:见表。

垂体性甲亢的检查特点

	垂体性甲状腺功能亢进症		
	TSH 肿瘤	垂体选择性甲状腺激素抵抗综合征(PRTH)	甲状腺性甲亢
家族史	无	常有	无
T_3、T_4	升高	升高	升高
FT_3、FT_4	升高	升高	升高
TSH	正常或升高	正常或升高	降低
TSH 对 TRH 的反应	无反应或降低	升高	升高
垂体 CT	垂体增大或肿瘤	正常	正常

注:TRH:促甲状腺素释放激素

什么样的甲亢患者应该考虑垂体性甲状腺功能亢进症

结合以上所述的垂体性甲亢特点,以下几种情况应考虑为垂体甲状腺功能亢进症(甲亢)的可能:

(1) 患者有甲亢的临床表现,甲状腺肿大,若血清甲状腺激素[游离三碘甲状腺原氨酸(FT_3)、游离甲状腺素(FT_4)、总三碘甲状腺原氨酸(TT_3)、总甲状腺素(TT_4)]升高,而促甲状腺激素(TSH)不低反而正常或升高时应高度怀疑。可进一步做头颅MRI检查以确定是否为垂体肿瘤引起的甲亢。

(2) 甲亢患者,有家族史,但不伴眼征、胫前水肿和杵状指,若辅助检查结果显示,血清甲状腺激素升高,而TSH不低反而正常或升高,垂体没有发现垂体瘤,应高度怀疑垂体选择性甲状腺激素抵抗综合征。

垂体性甲状腺功能亢进症的治疗方法有哪些

原则是早期诊断和选择正确的治疗方法,避免不合理的甲状腺切除,具体如下:

1. 促甲状腺激素肿瘤

可以选择的方法有手术、放疗、应用生长抑素类似物。

(1) 手术治疗:为首选,一般垂体促甲状腺激素肿瘤的甲状腺功能亢进症(甲亢)症状为轻-中度,术前先用抗甲状腺药物联合生长抑素类似物(奥曲肽)控制甲亢症状,由于垂体TSH肿瘤较其他垂体腺瘤更具侵袭性且瘤体有较多时治疗可发展为甲亢,可能会引起房颤和骨质疏松症。

甲状腺腺瘤引起的亚临床型甲状腺功能亢进症首选什么治疗

对于甲状腺腺瘤引起的亚临床型甲状腺功能亢进症(甲亢)首选应该 ^{131}I 放射性核素治疗或手术治疗。

结节性甲状腺肿引起的亚临床型甲状腺功能亢进症首选什么治疗

对于结节性甲状腺肿引起的亚临床型甲状腺功能亢进症(甲亢)首选也是 ^{131}I 放射性核素治疗或手术治疗。

亚急性甲状腺炎引起的亚临床型甲状腺功能亢进症首选什么治疗

亚急性甲状腺炎引起的亚临床型甲状腺功能亢进症(甲亢)一般不需要任何治疗,饮食上注意不要食用含碘的食物或营养品;如果有明显心慌、行动过速,只要服用β受体阻滞剂,如普萘洛尔(心得安)、美托洛尔(倍他乐克)就可以了。定期检查甲状腺功能,大部分患者能自愈。

产后甲状腺炎引起的亚临床型甲状腺功能亢进症首选什么治疗

产后甲状腺炎主要由于产后免疫功能紊乱导致。出现亚临床型甲状腺功能亢进症(甲亢),同样不需要任何治疗,每1~2个月门诊随访。出现明显的心慌、心悸，加用β受体阻滞剂，如普萘洛尔（心得安）、美托洛尔（倍他乐克）就可以了。一般3~6个月就能自愈。

垂体性甲状腺功能亢进症

什么是垂体性甲状腺功能亢进症

（1）垂体性甲亢定义：又称中枢性甲亢，主要是由于垂体促甲状腺激素（TSH）瘤分泌过多促甲状腺激素或者垂体TSH细胞异常分泌过多的促甲状腺激素，刺激甲状腺组织增生，并分泌过量的甲状腺激素[三碘甲状腺原氨酸（T_3）、甲状腺素（T_4）]。实验室检查可以发现游离三碘甲状腺原氨酸（FT_3）、游离甲状腺素（FT_4）、总三碘甲状腺原氨酸（TT_3）、总甲状腺素（TT_4）升高，TSH正常或增高。患者有甲亢的临床表现，包括疲乏无力、怕热、多汗、皮肤红润、食欲亢进，多食易饥，消瘦；肌肉萎缩、工作耐力下降、效率低；稀便、排便次数增多；易激动、多言、好生气、精神过敏、多疑、思想不集中、烦躁、易怒、焦虑、失眠；心悸、气短、心律不齐等。

（2）垂体性甲亢的分类：垂体性甲亢分为垂体TSH腺瘤和垂体选择性甲状腺激素抵抗综合征（PRTH）。正常情况下，甲状腺组织分泌过量的FT_3、FT_4、TT_3、TT_4，会反馈垂体组织减少促甲状腺激素（TSH）的合成和分泌，但是垂体选择性甲状腺激素抵抗综合征由于垂体组织对甲状腺激素不敏感，垂体组织自主地分泌过量的促甲状腺激素（TSH）。

（3）垂体性甲亢与甲状腺性甲亢的生化指标区别：垂

体 TSH 腺瘤导致的垂体性甲亢的处理原则和原发性甲亢截然不同。如果错误地用抗甲状腺药物治疗不仅不能控制垂体性甲亢症状,反而可以刺激垂体 TSH 腺瘤迅速侵袭性生长,增加了手术的难度和术后复发的机会。垂体性甲亢与甲状腺性甲亢的生化指标区别主要在于垂体性甲亢血清 TSH 正常或是升高,而甲状腺性甲亢血清 TSH 是降低的。

垂体性甲状腺功能亢进症有什么特点

(1) 症状、体征:除具有甲亢的表现及甲状腺肿大外,尚有垂体促甲状腺激素(TSH)腺瘤特有的表现,如随着肿瘤的增大出现头痛、视功能障碍和其他鞍区占位病变的局灶性症状,甚至可出现垂体功能低下及合并其他类型垂体腺瘤的症状,但一般没有眼病表现和胫前水肿。

(2) 辅助检查:见表。

垂体性甲亢的检查特点

	垂体性甲状腺功能亢进症		
	TSH 肿瘤	垂体选择性甲状腺激素抵抗综合征(PRTH)	甲状腺性甲亢
家族史	无	常有	无
T_3、T_4	升高	升高	升高
FT_3、FT_4	升高	升高	升高
TSH	正常或升高	正常或升高	降低
TSH 对 TRH 的反应	无反应或降低	升高	升高
垂体 CT	垂体增大或肿瘤	正常	正常

注:TRH:促甲状腺素释放激素

什么样的甲亢患者应该考虑垂体性甲状腺功能亢进症

结合以上所述的垂体性甲亢特点,以下几种情况应考虑为垂体甲状腺功能亢进症(甲亢)的可能:

(1)患者有甲亢的临床表现,甲状腺肿大,若血清甲状腺激素[游离三碘甲状腺原氨酸(FT_3)、游离甲状腺素(FT_4)、总三碘甲状腺原氨酸(TT_3)、总甲状腺素(TT_4)]升高,而促甲状腺激素(TSH)不低反而正常或升高时应高度怀疑。可进一步做头颅MRI检查以确定是否为垂体肿瘤引起的甲亢。

(2)甲亢患者,有家族史,但不伴眼征、胫前水肿和杵状指,若辅助检查结果显示,血清甲状腺激素升高,而TSH不低反而正常或升高,垂体没有发现垂体瘤,应高度怀疑垂体选择性甲状腺激素抵抗综合征。

垂体性甲状腺功能亢进症的治疗方法有哪些

原则是早期诊断和选择正确的治疗方法,避免不合理的甲状腺切除,具体如下:

1. 促甲状腺激素肿瘤

可以选择的方法有手术、放疗、应用生长抑素类似物。

(1)手术治疗:为首选,一般垂体促甲状腺激素肿瘤的甲状腺功能亢进症(甲亢)症状为轻-中度,术前先用抗甲状腺药物联合生长抑素类似物(奥曲肽)控制甲亢症状,由于垂体TSH肿瘤较其他垂体腺瘤更具侵袭性且瘤体有较多的纤维组织，不易完全切除，故可予术后行放射疗法，此种方法可治愈1/3患者，另1/3患者症状明显改善，还有1/3患者对此无效。

（2）放射治疗：一般不单独使用。适用于肿瘤残留、术后复发及肿瘤距离视神经和视交叉3～5mm而无视功能障碍者。禁用于青少年及生育年龄者。

（3）生长抑素类似物：主要用于术前准备、放疗起效前治疗。常用药物为奥曲肽。奥曲肽可以控制80%患者的甲亢症状，并使40%患者的肿瘤缩小。但是其昂贵的价格和生物半衰期短限制了其在垂体促甲状腺激素肿瘤长期治疗中的使用。但是20%的垂体促甲状腺激素肿瘤使用生长抑素类药物无效。

2. 垂体选择性甲状腺激素抵抗综合征

至今还没有比较理想的治疗措施。甲状腺素、三碘甲状腺醋酸均可使促甲状腺激素分泌减少，但其临床疗效并不肯定，而且甲状腺激素水平可进一步升高，由此加重甲亢症状。所以，临床上不推荐应用此类药物。溴隐亭能够完全或部分抑制促甲状腺激素的分泌，但仅对10%患者有效。至于生长抑素类似物的治疗目前也无一致性的结论，两者的远期作用均不能令人满意。

卵巢甲状腺肿

什么是卵巢甲状腺肿伴功能亢进

卵巢甲状腺肿属高度特异型畸胎瘤，是由内胚层分化的甲状腺组织过度增生形成的。一般是指卵巢肿瘤完全或50％以上由甲状腺组织构成，其余为畸胎瘤成分。卵巢甲状腺肿非常罕见，约占卵巢肿瘤2.7％，占成熟畸胎瘤的5％，恶性者少见，仅占卵巢甲状腺肿的5％，但近年来恶性者呈上升趋势。有文献报道，卵巢甲状腺肿发病的平均年龄约49岁。

为什么卵巢甲状腺肿患者可以发生甲状腺功能亢进症

通过前面叙述可以知道卵巢甲状腺肿的患者，卵巢中形成了甲状腺组织，具有摄取碘功能，产生甲状腺激素，从而形成了甲状腺功能亢进。只是甲状腺功能亢进症（甲亢）的发生部位不在甲状腺，而在卵巢组织。

卵巢甲状腺肿的临床特点是什么

（1）症状：卵巢甲状腺肿一般无特异性症状，最常见的表现为腹部肿物、腹痛及盆腔疼痛，尚可出现其他一些表现：如腹腔积液、胸腔积液、阴道流血、腹胀、腰背酸痛、尿频，因并发扭转或肿瘤破裂可引起急性剧烈腹痛等。伴有甲状腺功能亢进症（甲亢）的患者，可以同时出现甲亢的表现，如怕热、多汗、消瘦、食欲亢进等。

（2）体征及辅助检查：下腹部一般可触及肿块，多为单侧，可伴有胸腔积液、腹腔积液情况，B超可见肿瘤中央探测到血流；CT表现为高密度囊腔，MRI表现为高或低信号的占位；^{131}I放射性核素扫描发现盆腔包块摄碘能力增强，是本病特征性表现。

卵巢甲状腺肿伴有甲状腺功能亢进症有哪些治疗方法

卵巢甲状腺肿有良、恶性之分,恶性罕见,仅占5%左右。伴有甲状腺功能亢进症(甲亢)者大多为恶性。对于良、恶性治疗方法是不同的,具体如下:

(1)良性卵巢甲状腺肿:卵巢囊肿剔除术,可采用腹腔镜或是开腹。一般肿块切除后甲亢症状可在数周恢复正常。但应注意甲状腺功能低下的发生,一般补充甲状腺素片后症状即可很快好转。

(2)恶性卵巢甲状腺肿:由于病例较少,治疗方法尚有争议,大多数认为综合生殖细胞肿瘤及甲状腺癌来治疗,采用手术加 ^{131}I 放射性核素治疗更宜。

卵巢甲状腺肿伴有甲状腺功能亢进症如何随访

良性者一般无需随访;恶性者虽转移率低,但潜伏期长,而且可以广泛转移,故术后随访很重要。术后可监测甲状腺球蛋白(TBG)和糖链抗原(癌抗原)125(CA125),并可行 ^{131}I 放射性核素全身扫描检查。卵巢甲状腺肿预后良好,恶性者预后也很好,尤其没有远处转移的病例,有报道,术后10~20年转移的病例再切除局部转移灶,仍有良好预后。

哪些甲状腺功能亢进症患者要考虑卵巢甲状腺肿

以下几种情况应考虑到卵巢甲状腺肿伴有甲状腺功能

亢进症（甲亢）发生：

（1）女性患者，有甲亢的临床表现，同时伴有主诉卵巢甲状腺肿一些临床症状、体征及辅助检查方面的特点，应怀疑本病可能。

（2）女性患者，有甲亢的临床表现，但无甲状腺肿大，且甲状腺摄碘率下降，同时甲状腺激素水平升高且甲状腺自身抗体[甲状腺过氧化物酶抗体（TPOAb）、甲状腺球蛋白抗体（TGAb）]阴性者，应怀疑本病可能。

（3）女性患者，有甲亢的临床表现，服用抗甲状腺药物，甚至行甲状腺切除术后，效果不佳，应怀疑本病可能。

药物性甲状腺功能亢进症

什么是药物性甲状腺功能亢进症

药物性甲亢是指因应用某些药物而引起的甲状腺功能亢进症（甲亢），它可以发生于药物治疗前原本甲状腺功能完全正常的个体，也可以发生于具有潜在甲状腺异常的患者。引起药物性甲亢的种类繁多，有些药物可能会引起甲状腺功能的异常，产生甲状腺激素的变化，但有些药物仅引起甲状腺激素检查结果的异常，并未引起甲状腺功能的异常。

哪些药物可以引起甲状腺功能亢进症

可以引起有明显临床意义的甲状腺功能亢进症（甲亢）

的常见药物如下：

（1）以胺碘酮为代表的各种含碘药物，如含碘的止咳祛痰药，碘酊等消毒剂，碘造影剂，胺碘酮等所致的甲状腺功能亢进。

（2）α-干扰素：用于多种疾病的治疗，如慢性丙型、乙型肝炎，多发性硬化和肿瘤性疾病。诱发的甲状腺功能亢进主要有甲状腺炎及格雷夫斯病甲亢。① 甲状腺炎：通常表现为一过性甲亢，之后出现甲状腺功能减退症（甲减），甲状腺吸碘率减低；② 格雷夫斯病甲亢：少见，吸碘率升高，可有促甲状腺激素受体抗体（TRAb）阳性。

（3）锂剂：用于治疗精神情感障碍等多种疾病。引起的甲状腺异常主要是甲状腺肿及甲减，也可致甲亢，但较为少见。

（4）其他：雌激素、非类固醇抗炎药、肝素及大剂量利尿药，主要是通过影响甲状腺激素的转运，使得甲状腺激素的检测结果偏高，但不影响甲状腺功能。

药物引起的甲状腺功能亢进症如何处理

各种药物引起的甲状腺功能亢进症（甲亢）的处理方法不尽相同，一般在停用药物的基础上加用抗甲状腺药物即可使甲状腺功能得到恢复，甚至有些停用药物即可，具体如下：

1. 胺碘酮所致甲亢

（1）1型胺碘酮引起的甲亢：尽可能停用胺碘酮，但也要视心脏病的允许，同时加用抗甲状腺药物治疗。治疗期间按照甲亢治疗一般方法，密切监测甲状腺功能、血常规和

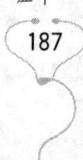

肝功能。对于甲亢较为顽固,药物治疗效果不明显且胺碘酮不能停用者,应考虑甲状腺手术治疗,因这一类型患者甲状腺吸碘率低,较少使用放射碘治疗。

(2) 2型胺碘酮引起的甲亢:不必停用胺碘酮,可使用泼尼松,剂量每日40～60 mg。多数患者在使用泼尼松1周内迅速缓解。激素剂量在较高水平维持1～2个月,早期不可减药过快,否则可导致甲亢加重。

2. α-干扰素所致甲亢

(1) 甲状腺炎:通常为一过性甲亢,无需针对甲亢治疗,在出现甲状腺功能减退症(甲减)时给予甲状腺素替代治疗,不必停用α-干扰素。

(2) 格雷夫斯病甲亢:应停用α-干扰素,进行抗甲亢治疗。

3. 锂剂所致甲亢

停用锂剂或给予抗甲状腺药物治疗。

4. 其他

如雌激素、非类固醇抗炎药、肝素及大剂量利尿药引起的甲亢,无需治疗。

甲状腺炎

甲状腺炎分哪几类

(1) 按发病缓急分为急性、亚急性及慢性甲状腺炎。

(2) 按组织病理学分为化脓性、肉芽肿性、淋巴细胞性、纤维性甲状腺炎。

(3) 按病因分为感染性、自身免疫性、放射性甲状腺炎。

为什么甲状腺炎会引起甲状腺功能亢进症一样的症状

甲状腺炎是一类累及甲状腺的异质性疾病。由自身免疫、病毒感染、细菌或真菌感染、慢性硬化、放射损伤、肉芽肿、药物、创伤等多种原因所致的甲状腺滤泡结构破坏,因甲状腺素激素储存在甲状腺滤泡内,当甲状腺被破坏时,大量甲状腺激素会释放出来,从而产生甲状腺功能亢进症(甲亢)一样的症状。

什么是亚急性甲状腺炎

亚急性甲状腺炎,又有急性肉芽肿性甲状腺炎、巨细胞性甲状腺炎等多种称谓。病程一般为1个月至1年,故称亚急性,多由甲状腺的病毒感染引起,以短暂疼痛的破坏性甲状腺组织损伤伴全身炎症反应为特征。本病呈自限性,是最常见的甲状腺疼痛疾病。

怎么会发生亚急性甲状腺炎

目前认为本病起病主要与病毒感染及遗传基因密切相关,常在病毒感染后1~3周发病,但也可发生于非病毒感染(如疟疾等)之后。当发生病毒感染后,机体启动免疫系统,产生消灭病毒的抗体,由于有些病毒表面结构与甲状腺结构十分相似,人体内抗体就会破坏甲状腺组织,导致甲状腺激素溢出。

亚急性甲状腺炎的临床表现是什么

常在病毒感染后1~3周发病,有研究发现该病有季节性发病趋势,夏秋季节好发,与肠道病毒发病高峰一致,不同地理区域有发病聚集倾向、起病形式及病情程度不一。

(1) 上呼吸道感染前驱症状:肌肉疼痛、疲劳、倦怠、咽痛等,部分患者有不同程度体温升高。可伴有颈部淋巴结肿大。

(2) 甲状腺区特征性疼痛:逐渐或突然发生,程度不等。转颈、吞咽动作可加重,常放射至同侧耳、咽喉、下颌角、颊、枕、胸背部等处。少数声音嘶哑、吞咽困难。

(3) 甲状腺肿大:弥漫或不对称轻中度增大,可伴结节,触痛明显,无震颤及杂音。甲状腺痛常累及一叶后扩展到另一叶。

(4) 与甲状腺功能变化相关的临床表现:① 甲状腺毒症[即甲状腺功能亢进症(甲亢)]阶段:发病初期有50%~75%的患者体重减轻、怕热、心动过速等,历时3~8周。② 甲状腺功能减退症(甲减)阶段:约25%的患者在甲状腺功能尚未恢复之前进入功能减退阶段,出现水肿、怕冷、便秘等症状。③ 甲状腺功能恢复阶段:多数患者短时间(数周至数月)恢复正常功能。

亚急性甲状腺炎如何诊断

根据有急性起病、发热等全身症状及甲状腺疼痛、肿大且质硬,结合红细胞沉降率(血沉)显著增快和血清甲状腺激素水平增高与甲状腺^{131}I放射性核素摄取率降低,就可以诊断本病。

亚急性甲状腺炎如何治疗

早期治疗以减轻炎症反应及缓解疼痛为目的。

(1) 轻型患者仅需应用非类固醇抗炎药,如布洛芬(芬必得)、吲哚美辛(消炎痛)等。

(2) 疼痛剧烈、体温持续升高、非类固醇抗炎药无效者,可给予泼尼松每日 20~40 mg,可分 3 次口服,能明显缓解甲状腺疼痛,维持 2 周,根据症状、体征及红细胞沉降率(血沉)的变化缓慢减少剂量,总疗程为 6~8 周以上。过快减量、过早停药可使病情反复,应注意避免。停药或减量过程中出现反复者,仍可使用泼尼松,同样可获得较好效果。

(3) 针对甲状腺毒症表现明显者可给予普萘洛尔(心得安);由于本病并无甲状腺激素过量生成,故不适用抗甲状腺药物治疗。甲状腺激素用于甲状腺功能减退症(甲减)明显、持续时间久者;但由于促甲状腺激素(TSH)降低不利于甲状腺细胞恢复,故宜短期、小量使用;发生永久性甲减者罕见,一旦发生需长期替代治疗。

亚急性甲状腺炎预后如何

本病为自限性疾病(不经治疗会自己缓解的疾病),预后良好,仅少数患者成为永久性甲状腺功能减退症(甲减),整个病程为 6~12 个月。有些病例反复加重,持续数月至 2

年不等。有2%~4%复发,极少数反复发作。

哪些情况需要考虑亚急性甲状腺炎

不是所有三碘甲状腺原氨酸（T_3）、甲状腺素（T_4）升高和促甲状腺激素（TSH）降低就是甲状腺功能亢进症（甲亢），一定要仔细鉴别最常见的亚急性甲状腺炎，因为两种疾病的治疗方案完全不同。一般出现以下几点就应该考虑亚急性甲状腺炎。

（1）发热伴上呼吸道感染症状，同时又有甲状腺功能亢进症（甲亢）的表现，颈部肿痛而抗生素疗效差，且用非甾醇抗炎药物（布洛芬等）或糖皮质激素（泼尼松等）有效。

（2）甲亢症状出现前几周有发热，甲状腺局部疼痛者。

（3）甲状腺短期内肿大，或伴有结节而局部疼痛明显者。

（4）甲状腺触痛明显，而未闻及血管杂音。

（5）甲状腺吸^{131}I率测定：甲状腺炎时由于甲状腺细胞破坏，一方面释放出大量甲状腺激素使血中游离三碘甲状腺原氨酸（FT_3）、游离甲状腺素（FT_4）增高，另一方面丧失摄取^{131}I的能力，^{131}I摄取率明显减低，表现为FT_3、FT_4水平与^{131}I摄取率呈现分离曲线。

什么是无痛性甲状腺炎

无痛性甲状腺炎分为散发型无痛性甲状腺炎及产后无痛性甲状腺炎，这里主要指的是散发型，是自身免疫性甲状腺炎的一种，表现为短暂、可逆的甲状腺滤泡破坏、局灶性或弥漫性淋巴细胞浸润，但没有慢性淋巴细胞性甲状腺炎的组织纤维化及Hurthle细胞。50%患者血中存在甲状腺自身抗体。任何年龄均可发病，但以30～50岁为主，男女之比为1:2～1:15。

为什么会发生无痛性甲状腺炎

目前认为自身免疫反应是主要病因，自身免疫反应使甲状腺滤泡上皮细胞急性破坏，甲状腺激素释放入血增多，血清甲状腺激素水平一过性升高，此后滤泡上皮细胞逐渐恢复正常破坏甲状腺滤泡细胞，产生一系列症状。病毒感染也可能是一方面病因；甲状腺过氧化物酶抗体（TPOAb）阳性及合并其他自身免疫系统疾病（干燥综合征、系统性红斑狼疮、艾迪生病、桥本甲状腺炎及1型糖尿病等）为易患人群。过量碘、内外源肾上腺皮质激素降低、α-干扰素、吸烟可能为破坏甲状腺自身抗原已有的免疫耐受的诱因。

无痛性甲状腺炎的临床表现有哪些

（1）甲状腺肿大：轻度甲状腺肿大存在于半数患者，呈弥漫性，质地较硬，无结节，无血管杂音，无疼痛及触痛为其特征。1/3患者甲状腺持续肿大。

（2）甲状腺功能变化：典型的甲状腺功能变化类似于亚急性甲状腺炎，分为3个阶段，即甲状腺毒症期、甲状腺功能减退（甲减）期和恢复期，50%患者不进入甲减期，甲状腺功能即可恢复正常。约40%患者进入为期2～9个月的甲状腺功能减退期，其严重程度与甲状腺过氧化物酶抗体（TPOAb）滴度直接相关。若甲状腺功能减退期持续6个月以上，成为永久性甲状腺功能减退可能大。

无痛性甲状腺炎如何诊断

结合上述临床症状及体征。甲状腺摄碘率检查：甲状腺毒症期降低，甲状腺功能减退期升高，超过半数患者甲状腺球蛋白抗体（TGAb）、甲状腺过氧化物酶抗体（TPOAb）阳性，TPOAb增高更明显。诊断有困难时必要时可行甲状腺细针穿刺和细胞学检查（FANC）以确诊。

一般对急性起病的轻度甲状腺功能亢进症（甲亢），甲状腺轻度肿大，无压痛及触痛，无眼征（突眼）者应考虑本病，若伴有碘摄取率降低，TPOAb阳性，无病毒感染，临床即可诊断。

无痛性甲状腺炎如何治疗

关键在于早期识别无痛性甲状腺炎，避免误治。且本病为自限性疾病，一般只需于甲状腺毒症期对症治疗即可，具体治疗如下。

（1）甲状腺毒症阶段：由于甲状腺毒症是甲状腺滤泡完整性受到破坏，是甲状腺激素溢出至血循环所致，而非激素生成过多，故尽量不要用抗甲状腺药物及放射性碘治疗。β受体阻滞剂[如普萘洛尔（心得安）]或镇静剂可缓解大部分患者的症状，糖皮质激素可以缩短甲状腺毒症病程，但不能预防甲状腺功能减退（甲减）发生，一般不主张使用。

（2）甲状腺功能减退（甲减）期：一般不需要治疗，如症状明显或持续时间久,可短期小量应用甲状腺激素,数月后停用,永久性甲状腺功能减退者需终生替代治疗。

无痛性甲状腺炎预后如何

有10%～15%复发。由于本病有复发倾向,甲状腺抗体滴度逐渐升高,故有发生甲状腺功能减退症(甲减)的潜在危险,因此,需在症状及实验室检查正常数年内定期监测甲状腺功能。有报道称约20%的患者10年后存在持续性甲状腺功能减退。

什么是产后甲状腺炎

产后甲状腺炎又称产后无痛性甲状腺炎,是自身免疫性甲状腺炎的一种。临床表现为产后1年内出现一过性或永久性甲状腺功能异常。产后甲状腺炎患病率为1.1%～21.1%,在碘充足地区平均为7%,我国的有关报道显示为11.9%。

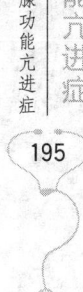

为什么会发生产后甲状腺炎

目前认为,产后甲状腺炎是一种自身免疫性淋巴细胞性甲状腺炎。是由于患者原已存在的潜在的自身免疫性甲状腺炎在产后免疫反弹所致。妊娠母体处于免疫功能相对低下状态,而产后免疫抑制作用消失,出现暂时的免疫反弹,产生一系列免疫反应,使甲状腺滤泡上皮细胞急性破坏,甲状腺激素释放入血增多,血清甲状腺激素水平一过性升高,此后滤泡上皮细胞逐渐恢复正常。此外,过量的碘摄入、吸烟、产后哺乳也是诱发产后甲状腺炎的危险因子。

什么样的孕妇容易发生产后甲状腺炎

根据产后甲状腺炎发生病因,认为以下几种情况的孕妇容易发生产后甲状腺炎。

(1) 曾患产后甲状腺炎的妇女,再发产后甲状腺炎的危险性最高。

(2) 产前甲状腺过氧化物酶抗体(TPOAb)阳性的孕妇产后容易发生产后甲状腺炎。

(3) 高碘摄入、吸烟及产后哺乳的妇女易发生产后甲状腺炎。

(4) 合并有其他自身免疫性疾病(如干燥综合征、系统性红斑狼疮、艾迪生病、桥本甲状腺炎及1型糖尿病等)的患者,有研究发现1型糖尿病妇女发病率较无1型糖尿病者高3倍。美国资料显示1型糖尿病妇女发病率为25%。

产后甲状腺炎的临床表现怎样

根据产后甲状腺炎发生甲状腺功能异常的类型,可分为3型,即甲亢甲减双相型[占42.9%,指先出现甲状腺功能亢进(甲亢)期,后为甲状腺功能减退(甲减)及恢复期者]、甲亢单相型(占45.7%,指只存在甲亢期、无甲减表现即进入恢复期)、甲减单相型(占11.4%,指仅有甲减表现,无甲亢表现者)。

(1) 甲状腺肿大:可以有轻、中度肿大,质地中等,但无触痛,超声显示为低回声或低回声结节。

(2) 甲状腺功能变化

甲亢期：发生于产后 1~6 个月（通常在 3 个月），维持 1~2 个月。表现为心悸、乏力、怕热、情绪激动等。辅助检查主要表现为血清甲状腺激素与 ^{131}I 放射性核素摄取率呈现"双向分离"现象，即血清甲状腺素（T_4）、三碘甲状腺原氨酸（T_3）水平增高，而 ^{131}I 放射性核素摄取率显著下降。

甲减期：发生于产后 3~8 个月（通常在 6 个月左右），持续 4~6 个月，表现为肌肉、关节疼痛和僵硬、疲乏无力、注意力不集中、便秘等症状。辅助检查为促甲状腺激素（TSH）水平逐渐升高，血清甲状腺激素水平下降。

恢复期：发生于产后 6~12 个月。甲状腺激素水平和 ^{131}I 放射性核素摄取率逐渐恢复。

产后甲状腺炎甲亢期如何与产后格雷夫斯病鉴别

产后甲状腺炎处于甲亢期需与产后 Graves 病相鉴别，具体要点如下：

（1）产后 Graves 病常有产前 Graves 病史或伴有 Graves 病的特征性表现，如浸润性突眼等，甲亢症状较重。

（2）^{131}I 放射性核素摄取率：甲亢期产后甲状腺炎降低，产后 Graves 病增高，但一般受哺乳限制患者不能做 ^{131}I 放射性核素摄取率检查。

（3）促甲状腺激素（TSH）受体抗体（TRAb）：产后 Graves 病阳性，产后甲状腺炎阴性。

产后甲状腺炎如何诊断

产后 1 年之内发生甲状腺功能异常，可以表现为甲亢甲减双相型、甲亢单相型和甲减单相型3种形式;产前无甲状腺功能异常病史;排除产后Graves病者即可诊断。

产后甲状腺炎如何治疗

多数产后甲状腺炎病例呈自限性过程。甲亢期不需要服用抗甲状腺药物。甲亢症状严重者可给予β受体阻滞剂[如普萘洛尔(心得安)]等对症治疗。甲减期血清TSH<10 mIU/L时不需要甲状腺激素的替代治疗,促甲状腺激素(TSH)可以自行恢复。如症状明显或持续时间久,可短期小量应用甲状腺激素,数月后停用,永久性甲减者需终身替代治疗。

产后甲状腺炎预后怎样

典型的产后甲状腺炎仅造成一过性的甲状腺功能异常,大部分患者甲状腺功能会在产后1年之内恢复正常,但长期随访发现曾患产后甲状腺炎的妇女产后5~10年内发展成为永久性甲减的危险性明显增加。其原因可能与甲状腺的慢性自身免疫性炎症长期持续存在有关,目前对永久性甲减的预测指标尚未达成共识,因此对产后甲状腺炎患者的长期随访显得尤为重要。建议曾患产后甲状腺炎的妇女每年检测促甲状腺激素(TSH),一旦发生甲减,应当及时治疗,如果计划再次妊娠,首先要确认甲状腺功能是否正常。再次妊娠期间也要定期监测甲状腺功能。

什么是桥本甲状腺炎

桥本甲状腺炎,又称为慢性淋巴细胞性甲状腺炎,是临床上比较常见的一种自身免疫性甲状腺炎。在人群中5%～10%有桥本甲状腺炎。

什么是桥本甲状腺功能亢进症

所谓桥本甲亢就是指同时患有桥本甲状腺炎即慢性淋巴细胞性甲状腺炎和甲状腺功能亢进症(甲亢)。有学者认为,原发性甲亢与桥本甲状腺炎均为自身免疫性疾病。甲亢与桥本病可能是自身免疫性疾病不同类型的临床过程,也可能是疾病的发展的不同阶段。

桥本甲状腺功能亢进症与原发性甲状腺功能亢进症如何鉴别

原发性甲状腺功能亢进症(甲亢)与桥本甲亢在病史、症状、体征等临床表现大致相同。主要有以下不同点:

(1)颈部触诊:原发性甲亢大多数对称性肿大,质地中等,略具弹性,边界清楚,表面光滑;桥本甲亢,不一定对称性肿大,质地偏硬,表面不一定光滑,弹性感不明显。

(2)基础代谢率:原发性甲亢可以增加30%～60%或者更高;桥本甲亢一般不超过30%～45%。

(3)甲状腺功能检查:原发性甲亢三碘甲状腺原氨酸(T_3)测定可达正常值的4～6倍或更高,甲状腺素(T_4)值在正常值的2～3倍以上;桥本甲亢患者T_3值不超过正常值的2～3倍,T_4在1～2倍之间。

(4)B超检查:原发性甲亢提示腺体增大,内部回声均匀;桥本甲亢时,内部回声不均匀。

(5)术中所见:原发性甲亢解剖层次清楚,腺体色泽鲜红,有弹性;合并桥本病时,可见甲状腺真假被膜间隙消失或粘连,脆性增强,色泽为灰褐相间。

(6)原发性甲亢患者药物治疗后甲状腺过氧化物酶抗体(TPOAb)和甲状腺球蛋白抗体(TGAb)逐步降低;桥本甲亢患者药物治疗过程中,甲状腺过氧化物酶抗体和甲状腺球蛋白抗体降低不明显。

桥本甲状腺炎的发病机制是什么

桥本甲状腺炎也是一种自身免疫性甲状腺疾病。主要由于细胞免疫和体液免疫紊乱,产生大量甲状腺自身抗体,包括甲状腺过氧化物酶抗体(TPOAb)和甲状腺球蛋白抗体(TGAb)等,而这些自身抗体对甲状腺细胞有直接溶解作用。另外,被激活的淋巴细胞对甲状腺细胞有直接杀伤作用,使得正常甲状腺组织越来越少,这个过程可以非常漫长,有的患者甚至终生仅仅表现为TPOAb和TGAb阳性,而甲状腺功能始终是正常的。

桥本甲状腺炎的临床表现是什么

在沿海地区,桥本甲状腺炎是甲状腺肿伴有甲状腺功能减退最常见的原因。本病好发于30~50岁,90%以上发生于女性。很多没有临床表现,体格检查也没有异常发现,只是在甲状腺功能检查中发现甲状腺过氧化物酶抗体(TPOAb)和甲状腺球蛋白抗体(TGAb)明显升高。少数早期由于甲状腺组织的破坏,甲状腺激素溢出,可以有亚临床甲状腺功能亢进或甲状腺功能亢进的临床表现,如怕热、出汗、消瘦、心慌等,实验室检查游离三碘甲状腺原氨酸

(FT$_3$)、游离甲状腺素(FT$_4$)升高,促甲状腺激素(TSH)降低。但是病程后期,常常出现甲状腺功能减退,甲状腺弥漫性肿大,质地较韧,随吞咽上下活动,表面光滑,明显的结节一般不能摸到。

桥本甲状腺炎怎么治疗

桥本甲状腺炎治疗应根据以下具体情况进行相应治疗。

(1) 仅仅表现为甲状腺过氧化物酶抗体(TPOAb)和甲状腺球蛋白抗体(TGAb)升高,而甲状腺功能正常的桥本甲状腺炎一般不需要任何特殊治疗,但是建议患者低碘饮食,定期随访甲状腺功能。

(2) 对于有甲状腺肿和甲状腺功能减退者,应该及时使用甲状腺激素治疗。

(3) 对于甲状腺肿迅速增大,伴有疼痛的患者,可以应用糖皮质激素(泼尼松等)治疗,可以明显减轻疼痛,降低甲状腺过氧化物酶抗体(TPOAb)和甲状腺球蛋白抗体(TGAb)水平,但是由于糖皮质激素的不良反应和停药后容易复发,除非出现上述情况,一般不推荐使用。

(4) 对于有甲状腺功能亢进者,需要用抗甲状腺药物治疗,用药和随访的方法同甲亢治疗,但是剂量不宜过大,持续时间应该酌情缩短,防止甲状腺功能减退的发生。

(5) 对于用甲状腺激素治疗后仍然有压迫症状,或甲状腺仍然明显肿大影响美观,或甲状腺结节不能除外恶性可能时,应该采用手术治疗。但是大多数手术后发生甲状腺功能减退不可避免,需要甲状腺激素替代治疗。

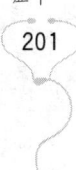

桥本甲状腺炎的预后怎样

大多数桥本甲状腺炎的患者预后良好，本病有自然发展为甲状腺功能减退症（甲减）的趋势，但是演变过程有时非常缓慢，发生甲减后，只要用甲状腺激素替代，就可以得到很好的矫正。

甲状腺瘤引起的甲状腺功能亢进症

什么是高功能腺瘤

临床上比较少见。常由甲状腺单一结节引起，主要由于基因突变所致。发病过程中，首先表现为小结节，甚至有的结节不能触及，随着腺瘤进一步生长，腺瘤功能进行性增强，最终，除了甲状腺腺瘤以外的甲状腺组织完全被抑制。甲状腺^{131}I放射性核素扫描可以发现结节放射性浓集。甲状腺临床表现较弥漫性甲状腺肿伴功能亢进要轻，突眼较少。

什么是无功能腺瘤

临床上更为常见。可以表现为单一结节，也可以多个结节，但是始终没有甲状腺功能亢进症（甲亢）的表现，甲状腺激素水平正常，甲状腺^{131}I放射性核素扫描也没有发现结节^{131}I放射性核素浓集。

发现甲状腺高功能腺瘤一定要手术吗

甲状腺高功能腺瘤^{131}I放射性核素扫描表现为"热结节",几乎均为良性病变。基本上不需要行甲状腺细针穿刺检查。大部分甲状腺腺瘤大于2.5cm时,临床上开始出现怕热、多汗、消瘦、食欲亢进等症状。甲状腺功能检查可以发现游离三碘甲状腺原氨酸(FT_3)、游离甲状腺素(FT_4)升高,促甲状腺激素(TSH)降低。治疗上,大多数患者可以采用^{131}I放射性核素治疗。但是对于年纪轻或结节较大的或者合并结节内出血、囊性变的患者,可以用手术方式治疗。

无功能甲状腺腺瘤如何随访

对于无功能甲状腺腺瘤首先可以进行甲状腺细针穿刺,如果检验结果为良性者,不需要外科治疗。多数情况下,在6~24个月后重复甲状腺细针穿刺检查,如果病理结果与第一次相同,可以延长随访时间。随访期间密切观察甲状腺大小、有无疼痛、甲状腺功能、甲状腺B超。如果出现结节增大或者出现疼痛需要再次穿刺检查。

无功能甲状腺腺瘤有哪些治疗方法

对于大多数良性无功能腺瘤只需随访就可以了。但是当患者存在焦虑或非常害怕得癌症的情绪的时候,采用外科手术的方法更为合适。另外,当结节很大或增大的时候,也应该选择手术治疗。

甲状腺癌引起的甲状腺功能亢进症

甲状腺癌发病率如何

甲状腺癌发病率相对较低,甲状腺癌占全身所有恶性肿瘤的1%～2%。人群中的发生率为0.5/10万～25/10万不等。不同地区、种族、性别和年龄之间发病率有很大差别。美国甲状腺癌的发病率较高,为40/10万。中国、印度等亚洲国家甲状腺癌的发病率较低。儿童甲状腺癌的发病率较低,但是儿童甲状腺结节中甲状腺癌发病率高达2%～50%。

甲状腺癌有哪几种

甲状腺癌包括乳头状癌、滤泡状癌、甲状腺髓样癌、未分化癌,还有甲状腺淋巴瘤、甲状腺转移癌比较少见。乳头状癌是最常见的一种,占甲状腺癌中60%～80%。肿瘤生长缓慢,数年可以局限在甲状腺内,可发生淋巴结转移,转移到其他器官较少,预后较好。滤泡状癌占甲状腺癌中10%～15%,恶性程度高于乳头状癌,容易发生局部浸润或远处转移。未分化癌恶性程度极高,早期就可以发现远处转移。

有甲状腺功能亢进症一定不会得甲状腺癌吗

发现甲状腺结节同时伴有甲状腺功能亢进症(甲亢)的

症状,需要仔细鉴别结节的性质,方可明确诊断。尤其甲状腺滤泡状癌,部分患者可以出现甲状腺功能亢进。甲状腺^{131}I放射性核素扫描结节为"热结节",一般不会恶性。但是如果是"冷结节",甲状腺结节形态不规则、边界不清、有微钙化、周围淋巴结囊性化、结节内部血流紊乱,要非常当心甲亢合并甲状腺癌的可能,应该甲亢控制后立即手术治疗。

哪些情况应该考虑甲状腺癌

以下情况应该非常当心甲状腺癌的可能。

（1）年龄小于 14 岁的儿童甲状腺结节,恶性机会为 50%。

（2）年龄大于 65 岁的患者,甲状腺结节恶性概率明显增大。

（3）曾经有头颈部放疗史者的甲状腺结节恶性危险性增加。

（4）家族中有甲状腺癌病史的甲状腺结节患者。

（5）经过甲状腺素治疗甲状腺结节反而增大。

（6）甲状腺结节固定、质地较硬。

（7）甲状腺结节同时伴有声音嘶哑。

（8）甲状腺结节甲状腺球蛋白水平高于正常值 10 倍以上。

（9）甲状腺实体结节^{131}I 放射性核素扫描为"冷结节"。

（10）甲状腺 B 超发现甲状腺结节微钙化、结节边界不清、内部血流紊乱等。

甲状腺癌有哪些治疗方法

（1）外科手术：明确诊断或高度怀疑甲状腺癌的患者,

应该立即手术。大多数甲状腺癌手术治疗效果较好。但是对于甲状腺淋巴瘤应该以化疗为主。

（2）甲状腺素抑制治疗：用甲状腺激素治疗甲状腺癌已经有40余年的历史。其原理因为甲状腺乳头状癌和甲状腺滤泡癌表面有促甲状腺激素（TSH）受体，用甲状腺素治疗后，TSH水平降低，从而可达到抑制肿瘤生长的目的。但是只对乳头状癌和滤泡状癌有效。多数主张将TSH抑制到0.1～0.4 IU/ml。

（3）^{131}I放射性核素治疗：^{131}I放射性核素治疗也已经有40多年的历史。对于手术未能完全切除的残余的甲状腺组织；甲状腺癌复发；甲状腺癌转移并能摄取碘；不能手术的乳头状癌和滤泡状癌，就可以用^{131}I放射性核素治疗，将甲状腺癌组织破坏、纤维化。

甲状腺癌甲状腺激素抑制治疗的不良反应是什么

长期甲状腺激素抑制治疗的不良反应主要包括心血管方面和骨代谢方面。心血管方面，由于长期大剂量应用甲状腺激素导致患者亚临床甲状腺功能亢进症（甲亢），长此以往，就会导致患者出现心动过速、心房颤动和心脏肌肉肥大。骨代谢方面，主要导致骨质疏松，在绝经后的妇女更为突出。因此，长期用甲状腺激素抑制治疗的患者，应该补充维生素D和钙剂。

哪些甲状腺癌需要外照射治疗

对于低分化甲状腺癌外照射可能有益处。甲状腺髓样癌的外照射治疗效果还存在争议。

哪些甲状腺癌需要化疗

对甲状腺乳头状癌和滤泡状癌，化疗的效果较差。但是对于甲状腺淋巴瘤，一旦确诊，就应该首先用化疗。对于未分化癌，无论手术、^{131}I 放射性核素治疗，还是化疗，效果均很差。

甲状腺癌手术后如何随访

甲状腺乳头状癌和滤泡状癌，建议手术后 10 年期间，每半年或 1 年随访一次。随访项目包括：

（1）甲状腺触诊。

（2）甲状腺 B 超。

（3）甲状腺激素水平检测。

（4）甲状腺球蛋白（TG）检测：当甲状腺切除术以及 ^{131}I 放射性核素治疗之后，甲状腺球蛋白应该在不能检测的范围，因此随访过程中血清甲状腺球蛋白水平不高，可以除外甲状腺癌的复发或转移。相反，在服用甲状腺激素情况下，甲状腺球蛋白升高，提示肿瘤复发或转移；

（5）全身性 ^{131}I 放射性核素扫描：国外甲状腺乳头状癌和滤泡状癌患者每年检查 1 次，检查前数周停用甲状腺激素，然后行全身性 ^{131}I 放射性核素扫描，观察有无复发或转移。如果每年检查均正常，3 年后可以延长随访时间。

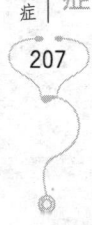

甲状腺癌的预后怎样

甲状腺癌的预后与甲状腺癌的种类、大小、分期、年龄有关。一般来说,甲状腺乳头状癌和滤泡状癌预后较好,生存率分别是95%和90%。如果有淋巴结或远处转移,预后较差。肿瘤<1 cm,与正常人的生存时间几乎一样。肿瘤2~3.9 cm,病死率6%;肿瘤4~6.9 cm,病死率16%;肿瘤>7 cm,病死率50%。年龄越大的患者,病死率越高。

妊娠期发现甲状腺癌如何处理

甲状腺癌是生育期妇女常见的肿瘤之一,通过细针穿刺细胞学检查可以明确诊断。研究显示,妊娠期甲状腺分化好的癌,在孕中期和分娩后进行手术。妊娠中期没有手术的甲状腺乳头状癌或滤泡状癌的患者,产后肿瘤体积仅有少许的增大,两组手术的效果、术后并发症等没有统计学差异。因此,甲状腺分化好的癌一般不主张终止妊娠。如果在妊娠早期明确诊断,手术可在妊娠中期进行,诊断的较晚,则可将手术推迟到分娩后。

甲状腺结节引起的甲状腺功能亢进症

为什么结节性甲状腺肿会引起甲状腺毒症

结节性甲状腺肿伴发甲状腺功能亢进症(甲亢)又称毒性结节性甲状腺肿,占甲亢总发生率的10%~30%,多见于碘缺乏地区。研究认为,甲状腺肿是经过弥漫性增生、滤泡胀大、胶质潴留和结节形成的变化过程。结节形成是甲状腺组织反复过度增生的结果。结节性继发甲亢可能与饮用低碘水和碘盐供给后的局限性碘摄入量增加有关。甲状腺长期缺碘后形成自主性功能结节。"自主性"是指结节内甲状腺细胞自主分泌甲状腺激素,结节越大、摄入碘越多者,越易发生甲亢。

结节性甲状腺肿引起的甲状腺毒症如何治疗

结节性甲状腺肿伴甲状腺功能亢进症(甲亢)治疗方法有 ^{131}I 放射性核素治疗及手术治疗。^{131}I 放射性核素治疗现已成为一种成熟、有效的治疗方法。其优点是治疗比较可靠、用药简便、费用低等。但这种治疗方法有其缺陷:剂量不易控制,过量可引起甲状腺功能减低;治疗后甲状腺结节仍然存在,遗留可疑恶变结节;放射性药物剂量大;基层医院无条件开展;对妊娠期患者、胸骨后甲状腺肿、生育期患者、巨大甲状腺结节不适合使用。

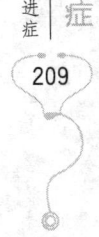

甲状腺结节伴甲状腺功能亢进症一定要手术吗

甲状腺单发结节的癌变率为 15.6%~28.7%,多发结节的癌变率为 10%左右。因此,手术治疗可作为结节性甲状腺肿继发甲状腺功能亢进症(甲亢)的治疗方法。手术治疗不仅可以很快解除甲亢症状,而且解除了癌变的心理负担。研究显示,手术后甲亢缓解率、复发率、甲状腺功能低下的发生率均优于药物及 ^{131}I 放射性核素治疗。

甲状腺结节伴甲状腺功能亢进症手术方法有哪些

首先用抗甲状腺药物控制好甲状腺功能亢进症(甲亢)。手术方法有甲状腺全切除术及甲状腺双叶次全切除术。甲状腺全切除术避免了病情复发,但手术后需用甲状腺素终身替代疗法,且喉返神经、甲状旁腺损伤机会较多。国内传统术式采用双侧甲状腺次全切除,保留背侧少许甲状腺组织,该术式大大减少了喉返神经和甲状旁腺损伤的机会,其次避免了终生服用甲状腺素。

挂号费丛书·升级版
总 书 目

1. 专家诊治糖尿病并发症　　（内　科）
2. 专家诊治痛风　　　　　　（内　科）
3. 专家诊治血脂异常　　　　（内　科）
4. 专家诊治过敏性疾病　　　（内　科）
5. 专家诊治失眠症　　　　　（内　科）
6. 专家指导高血压治疗用药　（内　科）
7. 专家诊治冠心病　　　　　（心内科）
8. 专家诊治高血压病　　　　（心内科）
9. 专家诊治心肌梗死　　　　（心内科）
10. 专家诊治心律失常　　　　（心内科）
11. 专家诊治心脏疾病　　　　（心胸外科）
12. 专家诊治血管疾病　　　　（心胸外科）
13. 专家诊治消化性溃疡　　　（消化科）
14. 专家诊治慢性胃炎　　　　（消化科）
15. 专家诊治胃病　　　　　　（消化科）
16. 专家诊治肠道疾病　　　　（消化科）
17. 专家诊治脂肪肝　　　　　（消化科）
18. 专家诊治肝病　　　　　　（消化科）
19. 专家诊治胆囊炎与胆石症　（消化科）
20. 专家诊治胰腺疾病　　　　（消化科）
21. 专家诊治肥胖症　　　　　（内分泌科）
22. 专家诊治甲状腺疾病　　　（内分泌科）
23. 专家诊治甲状腺功能亢进症（内分泌科）
24. 专家诊治糖尿病　　　　　（内分泌科）
25. 专家诊治更年期综合征　　（内分泌科）
26. 专家诊治支气管炎　　　　（呼吸科）
27. 专家诊治支气管哮喘　　　（呼吸科）
28. 专家诊治肺炎　　　　　　（呼吸科）
29. 专家诊治肺病　　　　　　（呼吸科）
30. 专家诊治肺结核病　　　　（呼吸科）
31. 专家诊治打呼噜与睡眠呼吸障碍（呼吸科）
32. 专家诊治中风　　　　　　（神经科）
33. 专家诊治老年期痴呆　　　（神经科）
34. 专家诊治癫痫　　　　　　（神经科）
35. 专家诊治帕金森病　　　　（神经科）
36. 专家诊治头痛　　　　　　（神经科）

37. 专家诊治眩晕症	（神经科）	54. 专家诊治子宫疾病	（妇　科）
38. 专家诊治肾脏疾病	（肾内科）	55. 专家诊治妇科肿瘤	（妇　科）
39. 专家诊治肾衰竭尿毒症	（肾内科）	56. 专家诊治女性生殖道炎症	（妇　科）
40. 专家诊治贫血	（血液科）	57. 专家诊治月经失调	（妇　科）
41. 专家诊治类风湿关节炎	（风湿科）	58. 专家诊治男科疾病	（男　科）
42. 专家诊治乙型肝炎	（传染科）	59. 专家诊治中耳炎	（耳鼻喉科）
43. 专家诊治下肢血管病	（外　科）	60. 专家诊治耳鸣耳聋	（耳鼻喉科）
44. 专家诊治痔疮	（外　科）	61. 专家诊治白内障	（眼　科）
45. 专家诊治尿石症	（泌尿外科）	62. 专家诊治青光眼	（眼　科）
46. 专家诊治前列腺疾病	（泌尿外科）	63. 专家诊治口腔疾病	（口腔科）
47. 专家诊治乳腺疾病	（乳腺外科）	64. 专家诊治皮肤病	（皮肤科）
48. 专家诊治骨质疏松症	（骨　科）	65. 专家诊治皮肤癣与牛皮癣	（皮肤科）
49. 专家诊治颈肩腰腿痛	（骨　科）	66. 专家诊治"青春痘"	（皮肤科）
50. 专家诊治颈椎病	（骨　科）	67. 专家诊治性病	（皮肤科）
51. 专家诊治腰椎间盘突出症	（骨　科）	68. 专家诊治抑郁症	（心理科）
52. 专家诊治肩周炎	（骨　科）	69. 专家解读化验报告	（检验科）
53. 专家诊治子宫肌瘤	（妇　科）	70. 专家指导合理用药	（药剂科）